LA STÉRILITÉ

CHEZ LA FEMME

ET SON

TRAITEMENT MÉDICO-CHIRURGICAL

PAR

A. LUTAUD

Médecin adjoint de Saint-Lazare,
Membre fondateur de la Société obstétricale et gynécologique de Paris,
Professeur libre de gynécologie.

Avec 50 figures intercalées dans le texte.

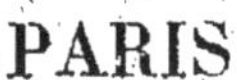

PARIS

A. MALOINE, ÉDITEUR
91, BOULEVARD SAINT-GERMAIN, 91
(Près la Faculté de Médecine).

1890

LA STÉRILITÉ

CHEZ LA FEMME

DU MÊME AUTEUR

Leçons de gynécologie opératoire professées à Paris (Palais des Sociétés Savantes), par VULLIET, professeur à la Faculté de médecine de Genève et A. LUTAUD, médecin adjoint de Saint-Lazare. Un vol. in-8° de 500 p. avec 200 fig. dans le texte. 2° édition, Paris, 1890. Maloine, éditeur.

Traité clinique des maladies des femmes, par G. THOMAS et A. LUTAUD, un vol. in-8° de 800 pages, avec préface analytique du professeur PAJOT. 2° édition. Paris, Steinheil, 1887.

Du vaginisme, suivi d'une leçon clinique du professeur LORAIN, in-8° de 80 pages. — Paris, 1874.

Traité de la fièvre typhoïde de Ch. Murchison, traduit de l'anglais, par le docteur LUTAUD, in-8° de 400 pages.— Paris, 1878.

Traité pratique de l'art des accouchements en collaboration avec le professeur DELORE (de Lyon), un vol. in-8° de 550 pages. — Paris, 1882.

Précis des maladies des femmes, un vol. in-12 de 516 pages. — Paris, 1884. La 2° édition est en préparation.

Manuel de chirurgie antiseptique, de MAC CORMAC, traduit de l'anglais, par le docteur LUTAUD, un vol. in-8° de 360 pages.— Paris, 1882.

Etude sur les hôpitaux d'isolement en Angleterre en collaboration avec le docteur W.-D. HOGG; un vol. in-8° de 300 pages, avec 45 plans. (Cet ouvrage a été cité honorablement par l'Institut.) — Paris, 1886. J.-B. Baillière.

Manuel de médecine légale et de jurisprudence médicale, un volume in-12 de 736 pages, 4° édition. Paris, Steinheil, 1886.

Des mesures sanitaires et répressives dirigées contre la prostitution en Angleterre (*Gazette hebdomadaire,* mai 1874).

Le cancer devant la Société pathologique de Londres en 1874 (*Archives générales de médecine*. Novembre 1874).

Du rétrécissement de l'urèthre chez la femme et de son traitement par l'électrolyse. Traduction d'un mémoire de M. Newmann. (*Archives générales de médecine,* janvier 1876.)

LA STÉRILITÉ

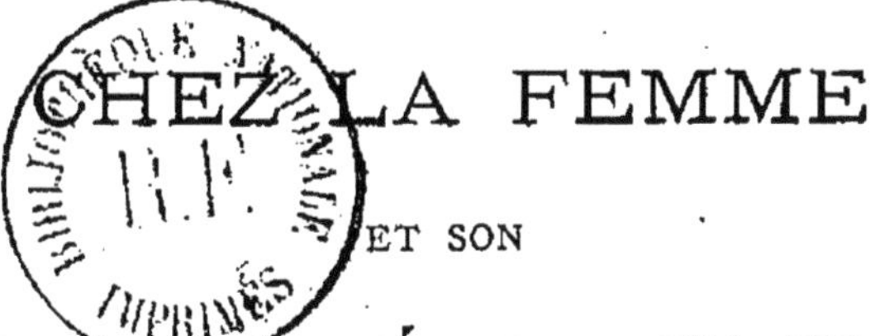

CHEZ LA FEMME

ET SON

TRAITEMENT MÉDICO-CHIRURGICAL

PAR

A. LUTAUD

Médecin adjoint de Saint-Lazare,
Membre fondateur de la Société obstétricale et gynécologique de Paris,
Professeur libre de gynécologie.

Avec 50 figures intercalées dans le texte.

PARIS

A. MALOINE, ÉDITEUR

91, BOULEVARD SAINT-GERMAIN, 91

(Près la Faculté de Médecine).

1890

PRÉFACE

L'étude de la stérilité chez la femme constitue un des sujets les plus complexes qu'il soit donné au praticien d'aborder. Mais si les problèmes soulevés par cette question sont d'une solution difficile, l'intérêt qui s'y attache est tellement intense que le médecin ne saurait regretter les efforts faits en vue de remédier à un état dont l'importance économique et sociale est aussi considérable.

En dehors même de l'intérêt général que présente cette question, le médecin ne saurait rester indifférent aux souffrances morales qui accablent les malheureuses qui se sentent impuissantes et isolées. Il faut avoir étudié et compris la femme stérile, pour se rendre compte de l'intensité de l'instinct procréateur dans l'espèce humaine, instinct plus développé encore dans le sexe féminin.

La femme inféconde souffre non seulement dans les sentiments de son exquise sensibilité, mais encore dans sa dignité et son amour-propre ; elle ne peut occuper dans la société la place qu'elle envie ; elle craint de n'avoir pas rempli son rôle au foyer domestique ; elle se croit insuffisante et craint l'abandon de son mari.

Toutes ces raisons expliquent la persistance que certaines femmes mettent à réclamer nos soins et la docilité avec laquelle elles se soumettent à tous les traitements. Je vois souvent dans mon cabinet des femmes qui, après avoir suivi pendant dix ans des traitements dans toutes les capitales de l'Europe, consulté tous les spécialistes du monde entier, ne sont pas encore découragées.

Il ne faut pas se le dissimuler, le traitement de la stérilité chez la femme n'est pas toujours heureux. Je dois même convenir que les succès sont relativement rares. Dans un nombre considérable de cas il nous est impossible de préciser la cause de l'infécondité. Souvent il faut de longs tâtonnements avant d'obtenir un résultat.

Mais est-ce une raison pour nous décourager et renoncer aux ressources thérapeutiques nouvelles qui nous sont offertes ?

Il serait, en effet, puéril de contester l'importance des nouveaux procédés opératoires récemment introduits par Sims et plusieurs gynécologues dans la chirurgie utérine, procédés d'autant plus applicables qu'ils sont d'une innocuité absolue.

On verra, en parcourant ce petit livre, que je m'attache surtout à combattre les *Causes locales* de la stérilité; celles, en un mot, qui sont susceptibles d'un traitement plus chirurgical que médical. Je me suis en effet efforcé de décrire aussi minutieusement que possible les différentes opérations capables de remédier aux vices de conformation et aux déplacements utérins qui occasionnent le plus souvent l'infécondité de la femme.

J'ai cru devoir cependant appeler l'attention sur quelques intoxications, diathèses ou états constitutionnels pouvant avoir un certain retentissement sur les fonctions sexuelles.

Enfin il m'a paru utile d'entrer dans quelques considérations physiologiques et anatomiques sur le coït, spécialement étudié au point de vue de la fécondation.

Quelle que soit la délicatesse d'un pareil sujet, j'ai d'autant moins hésité à l'aborder que je sais que je m'adresse à des médecins.

Un praticien anglais de mes amis me disait :

« Il y a des médecins qui écrivent des livres *d'après la pratique* et d'autres *pour la pratique* (Those who write *from practice* and those who write *for practice*) ». J'espère pouvoir être classé parmi les premiers, car, depuis ma thèse inaugurale publiée en 1874, sur le *Vaginisme* envisagé comme cause de stérilité, je n'ai pas cessé d'étudier au point de vue pratique les nombreuses et délicates questions qui se rattachent à l'infécondité de la femme.

Paris, avril 1890.

A. LUTAUD.

LA

STÉRILITÉ CHEZ LA FEMME

CHAPITRE I

Considérations sur la stérilité dans ses rapports avec la jurisprudence. — Questions médico-légales se rattachant à la stérilité.

La question de la stérilité chez la femme a, depuis les temps les plus anciens, préoccupé non seulement les médecins, mais aussi les législateurs et les prêtres. Nous retrouvons maintes considérations, maintes allusions sur ce sujet dans les ouvrages médicaux indous, dans le *Talmud* et dans l'*Ancien Testament*. Ainsi chez les Juifs, comme chez les Turcs, la stérilité de l'épouse est considérée comme une cause de divorce.

Sans remonter à des époques aussi reculées, on sait que pendant tout le moyen-âge les souverains répudiaient leurs femmes lorsqu'elles étaient stériles, et que cette cause de divorce était même admise par le droit canonique.

Pour citer un fait moderne, on sait que la stérilité de l'impératrice Joséphine a été la seule cause de sa répudiation par Napoléon Ier et que la nullité de son mariage, basée sur ce fait, a été consacrée par les pouvoirs publics et par le pape.

Non seulement, sous l'ancienne jurisprudence, la nullité du mariage pouvait être prononcée lorsque la femme était stérile, mais ces sortes de causes devaient être portées devant les juges ecclésiastiques et non devant les juges séculiers. On prenait pour règle les instructions canoniques qui regardaient l'union de deux époux inhabiles à procréer comme une profanation du sacrement du mariage et leur *prescrivaient* d'en demander la dissolution.

De nos jours la jurisprudence est moins sévère. Elle est surtout plus obscure et le silence du code a fait naître de grandes difficultés sur lesquelles les jurisconsultes sont encore très divisés.

Doit-on reconnaître l'impuissance de la femme comme une cause de nullité de mariage ?

Telle est la question souvent posée et résolue d'une façon très diverse par suite des hésitations de la jurisprudence.

Selon quelques auteurs, la stérilité de la femme est une cause de nullité, chaque fois qu'elle est antérieure au mariage et peut être constatée par des signes physiques manifestes.

JURISPRUDENCE ET MÉDECINE LÉGALE.

Il y a, sur cette question, des jugements intéressants dont nous donnerons quelques extraits.

C'est ainsi qu'une demande en nullité de mariage faite devant la Cour de Trèves en 1808, (Trèves faisait alors partie du territoire français), a été acceptée. Le jugement, basé sur un vice de conformation de la femme qui la rendait stérile et rendait le coït « répugnant » a prononcé la nullité du mariage.

» Attendu,

1° Que les causes physiques et le défaut de conformation qui s'opposent au but naturel et légal du mariage sont des empêchements qui l'annulent de plein droit ;

2° Que les nullités dont il est mention dans le Code civil n'ont évidemment rapport qu'aux cas prévus par le même Code, et qu'ainsi la fin de non-recevoir n'est, dans l'espèce, d'aucune considération, ordonne là visite de la femme à l'effet de constater si son état physique et sa conformation s'opposent au but naturel et physique du mariage, et dans le cas où il existerait un obstacle à cet effet, s'il existait déjà avant le mariage, ou s'il est survenu depuis, et s'il est possible d'y remédier. »

La visite eut lieu en effet par trois médecins qui constatèrent :

1° Que les parties extérieures et visibles étaient dans un état naturel ;

2° Qu'en introduisant l'index des deux mains dans le vagin et le rectum, les bouts des doigts se touchaient, et, qu'à défaut de parois, ces deux canaux ne formaient qu'une seule et même cavité remplie d'excréments ;

3° Qu'il était impossible d'atteindre l'orifice de la matrice, qu'au contraire plus on sondait en avant, plus on s'enfonçait dans les excréments ;

4° Que rien n'annonçait une dilacération ou un autre signe qui permît de penser que le vice ne provenait pas d'un égarement de la nature.

Sur le vu de ce rapport, la Cour a rendu le jugement suivant :

« Attendu qu'il résulte du rapport que l'état physique de la dite N... et sa conformation s'opposent au but naturel et légal du mariage ; que cet empêchement a existé avant le mariage et qu'il n'est pas possible d'y remédier, donne défaut contre la dite N..., et déclare le mariage contracté entre les parties nul de plein droit (Trèves, 1er juillet 1808).

Il est probable que ce jugement ne serait plus rendu aujourd'hui dans les mêmes termes. Le vice de conformation dont il est question était probablement une fistule vagino-rectale qui ne pourrait plus être considérée comme au-dessus des ressources de l'art et qui ne saurait constituer une cause absolue de stérilité.

Voici un autre arrêt de la Cour de Gênes qui est en contradiction avec le précédent. D'après cette jurisprudence (Gênes faisait alors partie du territoire français) la stérilité de la femme n'entraîne pas la nullité et le mariage n'a pas pour but exclusif la reproduction de l'espèce.

« Attendu, dit cet arrêt, qu'il n'est pas exact de dire que l'objet du mariage étant la procréation des enfants la substance de ce contrat s'évanouit..., car la procréation des enfants est bien le principal mais non le but unique du mariage ; et il est si vrai que ce but n'est pas exclusif de tout autre, que la loi n'a fixé aucun âge après lequel la femme ne puisse se marier quoiqu'il soit bien constant que sa vieillesse est frappée de stérilité (Gênes, 7 mars 1811).

Nous ne pensons pas que la jurisprudence de ce tribunal soit inattaquable. Si les personnes âgées usent du droit que leur accorde la loi pour contracter mariage, elles n'ont pas pour but la reproduction de l'espèce, tandis que les jeunes gens ont le plus souvent pour but principal la procréation.

Enfin nous citerons un troisième jugement relatif à la stérilité chez la femme qui emprunte son intérêt non seulement à sa date récente, mais surtout aux sommités médicales qui sont intervenues dans le débat. Voici un extrait du premier jugement :

« Attendu que le dit certificat et la dite enquête n'ayant aussi non plus rien révélé sur l'absence articulée par le Dr Darbousse chez Justine Jumas des ovaires et de la matrice, il y a lieu de rechercher avec les dites données de la science, si ces deux organes essentiels féminins lui font également défaut ;

Attendu que l'art médical paraît posséder aujourd'hui des moyens de diagnostic assez précis pour reconnaître, principalement dans le bassin d'une femme maigre, comme l'est la dite partie, les ovaires et surtout la matrice, et si ces organes existent chez elle dans leur développement naturel ;

Attendu que ce moyen d'appréciation manquant par la faute de cette dernière à cause de son refus de se laisser visiter par l'expert commis ; on se trouve réduit à ne pouvoir déduire l'absence probable dans sa personne de ces deux organes que des présomptions tirées des faits déjà acquis ;

Attendu que *suivant un homme de la science des plus expérimentés en cette ma-*

tière (1), la plus importante des fonctions de la femme, qui manifeste chez elle l'existence de ces mêmes organes, est la menstruation et les douleurs lombaires et abdominales qui se produisent périodiquement, ordinairement chaque mois, et donnent lieu entre autres accidents à des sensations bien distinctes, à un gonflement des seins et à un retentissement physique et moral fortement accentué ;

Attendu que la dite partie défenderesse n'ayant jamais été réglée, n'ayant jamais ressenti de douleurs prémonitoires, n'ayant pas de seins ou les ayant eus toujours, dans tous les cas, très peu développés à toutes les époques et n'ayant pu par conséquent jamais éprouver non plus avec une semblable constitution aucun de ces retentissements et de ces sensations, on est amené à conclure que cette dernière se trouve encore privée de ces deux nouveaux organes, ou que du moins, si leurs rudiments existent chez elle, de même que ceux de ses autres organes essentiels, ils sont tous restés, ainsi que le dit cet habile praticien dans sa consultation médico-légale du 2 mai 1872, discutée par toutes les parties, dans

(1) Le professeur Courty, de Montpellier.

leurs conclusions respectives, *ce qu'ils étaient au début de la vie fœtale, des bourgeons imperceptibles et inertes qui réduisent à néant son état sexuel.*

« — Attendu qu'il ne faut pas d'ailleurs oublier que la question de savoir si la dite partie défenderesse est réellement privée de tous les organes essentiels féminins ne doit être examinée qu'au point de vue du mariage et de la demande en nullité dont le tribunal est saisi, que ce contact qui participe du droit civil, qui en règle les conditions, et du droit naturel par l'union des sexes, et a été toujours consacré par la religion de tous les peuples à un but social et un but moral tout à la fois : le premier de perpétuer la famille, base de toute société, par la procréation des enfants, et le second de donner un aliment modérateur aux instincts de la nature, de prévenir ainsi les écarts des passions et assurer les joies et la prospérité du foyer domestique, et que ce double but serait évidemment manqué s'il pouvait se faire qu'un pareil contrat dût être maintenu lorsqu'un vice général organique sexuel de l'un des époux présenterait entre eux, comme dans l'espèce, ainsi que le constatent suffisamment les certificats, un obstacle perpétuel, invincible de rapprochement.

Attendu, enfin, que le tribunal n'a pas à rechercher si la dite partie défenderesse, à cause de sa conformation et de sa constitution générale, appartient au sexe masculin ou au sexe neutre s'il en existe, qu'il lui suffit, ainsi qu'il l'a tait, d'avoir acquis avec les divers éléments d'appréciation de la cause, la conviction de ce seul fait que, toujours au point de vue du mariage, elle manque réellement, ainsi qu'il l'avait pensé en principe, dans son jugement interlocutoire, des organes naturels, essentiels, constitutifs du sexe, même différent de celui de Darbousse, auquel elle prétend appartenir, pour qu'il puisse et doive accueillir la demande de ce dernier et prononcer par suite la nullité radicale du mariage intervenu entre les parties, attendu que toute partie qui succombe doit être condamnée aux dépens ;

» Par ces motifs :

» Le tribunal déclare radicalement nul et inexistant et annule le mariage inscrit sur les registres de l'état civil de la commune d'Alais, le 20 novembre 1866, d'Antoine-Etienne

Darbousse et Anne-Justine Dumas et par voie de suite le contrat internuptial qui a réglé les conventions civiles des parties. »

Ce jugement n'ayant pas été porté en cassation a été exécuté. Nous pensons qu'il apporte à la jurisprudence un appoint énorme en faveur de la nullité du mariage pour cause de stérilité. Ainsi, voilà une femme qui parce qu'elle n'est pas réglée et parce qu'on *suspecte* chez elle l'absence de l'utérus et des ovaires, voit son mariage annulé. Il est vrai qu'elle avait contre elle l'opinion de Courty qui a rédigé une consultation magistrale.

Ces quelques développements montrent toute l'importance que peut présenter l'impuissance et la stérilité en médecine légale. La femme stérile est donc non seulement malheureuse par le fait de son impuissance, malheureuse par les reproches que lui adressent son mari et sa famille ; elle est encore exposée à voir son mariage annulé, s'il peut être démontré que sa stérilité est la conséquence d'une altération considérable des organes de la gestation.

CHAPITRE II.

Historique. — Définition.

De tout temps le traitement de la stérilité a préoccupé les médecins qui se sont attachés à en découvrir les causes et à préconiser des traitements plus ou moins rationnels,

Hippocrate (1), Aristote (2) et Galien (3), en exposant leurs bizarres théories sur la fécondation, parlent de la stérilité et des divers remèdes employés pour la combattre.

Au moyen-âge, Paul d'Egine, comme spécialiste pour les maladies des femmes, parle de la stérilité. Mais c'est seulement à la fin du 16e et au commencement du 17e siècle, c'est-à-dire avec les travaux de Fabricius d'Aquapendente et surtout de son élève William Harvey sur la fécondation et le développement des êtres vivants, que l'étude de notre

(1) Hippocrate. *De genitura et natura puerorum.*
(2) Aristote. *De generatione animalium.*
(3) Galien. *De usu partium* ; *de fructuum formatione.*

sujet peut s'appuyer sur une base vraiment scientifique et sérieuse.

Parmi les auteurs qui ont le plus contribué à éclaircir cette question si obscure de l'ovulation et de la fécondation, citons encore de Graaf, Wolff, Lenvoenhock (découverte *des spermatozoïdes*), l'abbé Spallanzani, Prévost et Dumas, et plus récemment Newport et Barry.

De nos jours la stérilité a été l'objet d'études plus approfondies. L'auteur qui a le mieux étudié la question et fait faire les plus grands progrès à cette branche de la thérapeutique, est, sans contredit, *Marion Sims*.

Dans son remarquable ouvrage (1), cet habile praticien consacre un grand nombre de chapitres au traitement des vices de conformation du col qu'il considère comme une cause fréquente de stérilité ; il décrit pour la première fois le *vaginisme* qui, en s'opposant au coït, empêche souvent la procréation pendant des années ; enfin il étudie les qualités du sperme, les obstacles apportés par les sécrétions utéro-vaginales et pose, le premier, les règles scientifiques de la fécondation arti-

(1) Marion Sims, la *Chirurgie utérine*.

ficielle. Pendant les dernières années que Sims a passé en Europe, nous avons eu l'honneur de partager ses travaux, et il nous avait confié le soin de faire connaître quelques-unes de ses idées au cas où il ne pourrait rester en France. La mort l'a malheureusement surpris de l'autre côté de l'Océan et nous sommes heureux de reconnaître que plusieurs des idées émises ici sont le résultat de l'enseignement et de la pratique de cet éminent praticien.

DÉFINITION.

Quelques auteurs désignent sous le nom de stérilité l'état pathologique, qui fait que la femme pubère n'est pas fécondée, malgré les rapports sexuels répétés et pratiqués d'une façon normale. Mais cette définition est incomplète et insuffisante pour le spécialiste; car une femme qui devient enceinte, mais ne peut mener sa grossesse à bien, le produit de la conception étant toujours expulsé mort ou non viable, doit être envisagée comme stérile. Nous entendons par stérilité chez la femme, cet état pathologique qui fait que, pendant tout le cours de la vie sexuelle, ou pendant une longue période de celle-ci, il ne se produit aucune conception, ou bien, d'autre part, que l'ovule fécondé n'arrive pas à un développement complet dans l'organisme.

DIVISION.

La stérilité est *congénitale* ou *primaire* lorsqu'une malformation rend la conception impossible (absence de l'utérus) ou qu'une affection contractée avant ou au début du mariage s'oppose à la fécondation (blennorrhagie, malpositions congénitales).

Elle est dite *secondaire ou acquise*, quand la femme, enceinte une ou plusieurs fois précédemment, perd à la suite d'une affection locale (accident puerpéral, malposition) la faculté de concevoir ultérieurement.

L'état de stérilité peut être *temporaire* si un état pathologique quelconque s'oppose, pendant un certain temps, au développement d'une grossesse ; ou *absolue* si l'empêchement ne peut être écarté par aucun moyen naturel ou artificiel.

Enfin, la stérilité est dite *relative*, si la cause

n'empêche pas absolument la conception, mais la rend plus ou moins difficile. (Les flexions utérines rentrent surtout dans cette catégorie.)

Les auteurs anglais et allemands distinguent encore une forme particulière de stérilité acquise : forme qui n'est pas rare, et consiste en ce que la femme n'enfante qu'une seule fois. (*Only-child-Stérility*).

Quand doit-on dire qu'une femme est stérile ? — Quel est le laps de temps, au bout duquel la femme, non fécondée, peut être regardée comme stérile ? *Kisch* fixe ce terme à 3 ans au minimum, en s'appuyant sur la statistique suivante, comprenant 556 mariages. Le premier accouchement eut lieu :

Au bout de 10		mois de mariage	dans	156
»	11 à 15	»	»	199
»	16 à 2 ans	»	»	115
»	2 à 3 ans	»	»	60
	Après 3 ans	»	»	26

FRÉQUENCE.

Quant à la fréquence de la stérilité féminine, il est impossible d'arriver à des chiffres un tant soit peu exacts ; les statistiques de population ne donnent aucun renseignement utilisable, parce qu'elles ne tiennent pas compte des mariages sans enfants et encore bien moins de la responsabilité pouvant être attribuée à tel ou tel des conjoints.

Les seuls renseignements que nous possédions nous viennent d'Angleterre et ont été très bien résumés dans le travail de Duncan (1). Cet auteur arrive pour les mariages stériles et les mariages féconds à la proportion de 1 sur 8.

MM. *Spencer Wells* et *Sims* arrivent à un chiffre analogue à celui de *Duncan*, 15 % de femmes stériles mariées, de l'âge de 15 à 45 ans.

Grunewaldt trouve sur un total de 900 femmes pubères ayant des relations sexuelles et atteintes de maladies des organes génitaux 190 cas de stérilité congénitale et 300 cas de stérilité acquise, soit le chiffre énorme de 500 femmes stériles ; donc pour lui les affections génitales occasionnent des troubles dans les facultés procréatrices dans plus de 50 % des cas.

(1) Duncan, *Fecondity, Fertility and Sterility*, 1865 et Stérilité chez la femme, 1884.

CHAPITRE III.

Considérations générales sur le traitement de la stérilité chez la femme.

Il est évident, que lorsque nous parlons du traitement de la stérilité, il ne peut être question d'une thérapeutique uniforme, unique pour tous les cas de cette affection. La stérilité est due à des causes multiples, différant considérablement les unes des autres ; exigeant donc chacune un traitement bien spécial. Ce traitement ne peut être appliqué et ne peut être suivi de succès que lorsque le diagnostic exact et certain de la cause de la stérilité dans tel cas donné, en présence duquel nous nous trouvons, aura été fait d'une façon méthodique et avec le plus grand soin. Aussi bien que les causes de la stérilité peuvent être divisées en deux grands chapitres, en *causes constitutionnelles* et en *causes locales*, aussi bien le traitement devra-t-il répondre à ces deux divisions, et être soit *général* dans le premier cas, soit *local* pour le second.

Loin de nous la pensée que la division soit toujours aussi nette, et qu'il ne se rencontre jamais de combinaison entre les deux formes ; souvent l'état malade réclamera aussi bien un traitement général, qu'une intervention locale, mais afin de passer toutes les causes de stérilité en revue, nous maintiendrons la division que nous avons indiquée et commencerons notre étude par les affections constitutionnelles.

CAUSES CONSTITUTIONNELLES.

Le *jeune âge* a été invoqué comme cause de stérilité, et joue certainement un rôle important. Dans ces cas le médecin ne pourra généralement intervenir, que lorsqu'il sera consulté à temps, avant le mariage. Il devra alors conseiller surtout, lorsqu'il s'agit, comme c'est le plus fréquent, de personnes peu développées, souvent chlorotiques, la remise de l'acte matrimonial à des temps plus favorables.

Dans d'autres cas il aura à traiter les troubles des fonctions génitales occasionnés par une vie sexuelle trop précoce, il conseillera alors le repos absolu des organes génitaux pendant un certain temps.

Chlorose. — Il n'est pas nécessaire d'insister longuement sur le traitement de cette affection. C'est ici qu'avec un régime réconfortant, les eaux et la médication ferrugineuse, les séjours dans les stations alpestres trouveront surtout leur indication. Une abstinence génitale prolongée est très recommandable à toutes les personnes nerveuses.

Une question d'une certaine importance se pose ici : devons-nous dans les cas de cessation de la menstruation ou d'aménorrhée complète, essayer par un traitement local de faciliter l'apparition des règles. Cette thérapeutique consiste surtout en irritants locaux sur lesquels nous reviendrons plus loin en traitant des troubles fonctionnels de la fonction ovarienne dans la stérilité. Nous devons dès maintenant dire que le traitement local de l'aménorrhée doit se combiner avec le traitement général chez les chlorotiques.

A propos de l'influence de la nutrition sur la conception, on a souvent fait ressortir la coïncidence particulière de l'*obésité* avec la stérilité ; on peut en effet considérer comme démontrée l'influence de cette diathèse sur la reproduction, surtout chez les personnes obèses dont la menstruation est peu abondante ou a disparu complètement. On a vu des succès très éclatants à la suite d'un traitement dirigé contre l'obésité ; et on devra toujours en faire l'essai dans ces cas particuliers sans en attendre toujours un résultat favorable. Une diète bien ordonnée, associée à une cure de bains (Pougues, Brides, Vichy) constituent les points importants du traitement. Nous aurons du reste à parler de l'obésité un peu plus loin.

D'un autre côté, il faut convenir que, dans certains cas heureux, on a obtenu la guérison de l'aménorrhée et de la stérilité par des injections d'eau chaude, des applications de sangsues sur le col, l'introduction de la sonde, etc., etc. Même l'excitation des glandes mammaires est regardée par quelques spécialistes (E. T. Dilk), comme un moyen utile et puissant de favoriser la conception.

Dans tous les cas, on devra être très prudent dans l'emploi de ces procédés ; ils devront être réservés à ces cas désespérés dans lesquels un traitement général prolongé, même d'une durée de plusieurs années, n'aura obtenu aucun résultat et surtout quand ni l'état local des parties génitales, ni la constitution de la malade ne se présentent comme contre-indications à cette façon d'agir.

On voit, d'après ce court exposé, que le traitement de la stérilité chez la femme est complexe et varié, suivant la cause qui l'a produite. On ne saurait donc établir des règles de traitement identiques pour tous les cas.

CAUSES LOCALES.

Nous avons déjà dit que, depuis Sims, le traitement des maladies spéciales de l'appareil génital de la femme était considéré comme plus chirurgical que médical. Cette remarque s'applique, surtout, à la stérilité qui reconnaît souvent pour cause des obstacles mécaniques, des vices de conformation qui s'opposent soit à la pratique du coït (imperforation de l'hymen, vaginisme), soit à la pénétration du sperme dans l'utérus (atrésies cervicales, conicité du col), soit enfin à la non-rétention du sperme dans la cavité utérine (endométrites).

L'expérience que nous avons acquise pendant quinze années de pratique gynécologique nous porte à croire que, huit fois sur dix, la stérilité de la femme reconnaît des *causes locales* et doit être surtout l'objet d'un *traitement local.*

Nous reconnaissons volontiers que certaines diathèses peuvent engendrer la stérilité : l'obésité, les affections constitutionnelles qui produisent l'aménorrhée et divers états pathologiques peuvent apporter des obstacles à la conception ; mais ce sont là des *causes générales* qui ne peuvent être combattues que par des mesures thérapeutiques souvent incertaines.

Il n'en est pas de même des causes locales lorsqu'elles peuvent être bien constatées. Là le praticien a souvent la satisfaction de voir son traitement produire des résultats immédiats.

Voici la classification que nous proposons pour l'étude de la stérilité chez la femme.

CLASSIFICATION DES CAUSES DE LA STÉRILITÉ CHEZ LA FEMME

1° Stérilité par inaptitude à la *copulation*

(vulvite, vaginisme, atrésies vaginales, etc.).

2° Stérilité par obstacle mécanique à la pénétration du sperme dans l'utérus (atrésies utérines, flexions, conicité du col, etc.).

3° Stérilité résultant de la non rétention du sperme dans l'utérus ou de la destruction de l'œuf par les sécrétions morbides (dysménorrhée, ménorrhagie, endométrite, catarrhe utérin, etc.).

4° *Stérilité par inaptitude à l'ovulation et à l'incubation* : troubles de la fonction ovarienne, aménorrhée, utérus infantile, absence des ovaires, ectopies ovariennes, etc.).

Cette classification est plus chirurgicale que physiologique. Nous serons entraînés à étudier certains états morbides qui ne se rattachent pas exclusivement à la stérilité. C'est ainsi que nous parlerons du vaginisme, de l'allongement hypertrophique du col, de la discision des orifices utérins etc.

Si les causes physiologiques produisant la stérilité chez la femme (inaptitude à l'ovulation) sont de beaucoup les plus nombreuses, elles sont aussi le plus souvent au-dessus des ressources de la thérapeutique. C'est pour cette raison que nous les avons placées les dernières dans notre classification.

Nous allons reprendre en détail chacune de ces causes et décrire les différents traitements qui peuvent leur être appliqués. Mais nous croyons devoir faire précéder la partie thérapeutique de notre travail d'une étude pratique de l'acte sexuel, étude basée sur la situation des organes génitaux de la femme dont les modifications peuvent rendre difficile ou sinon impossible la pénétration du sperme dans le canal cervical.

CHAPITRE IV.

La physiologie du coït. — Les postures. — Le coït fécondant.

Si le coït, acte initial de la fécondation, est le plus souvent un acte impétueux qui s'accomplit sous l'influence d'une impulsion instinctive et non raisonnée, et suffit pour assurer la fécondation, il peut se présenter des cas où le médecin doit rechercher les conditions dans lesquelles il a lieu, afin de fournir aux intéressés les données scientifiques qui leur manquent pour arriver au but final : la reproduction de l'espèce.

Nous devons donc considérer le coït :

1° Dans ses rapports anatomiques,

2° Dans ses rapports physiologiques.

Le coït considéré dans ses rapports anatomiques.

Pour que la fécondation ait lieu, il faut le contact matériel des agents reproducteurs de l'homme et des produits sexuels de la femme. Ce contact ne peut avoir lieu d'une façon efficace que dans l'utérus.

Le coït fécondant doit donc avoir pour but la pénétration du sperme dans la cavité utérine. L'anatomie et la physiologie des organes sont d'accord pour démontrer que l'objectif de l'acte sexuel est de *projeter* sur le col utérin le liquide éjaculé par le pénis en érection.

Le médecin consulté par une femme stérile doit donc avant tout s'assurer si le coït est pratiqué de façon à atteindre le but. *Si le pénis est dans les conditions voulues, si le col utérin est dans l'axe du vagin, s'il n'existe pas de fausses routes vaginales* et s'il n'est pas possible par certaines postures ou attitudes adoptées pendant le coït de placer les organes dans des rapports plus favorables à la fécondation.

Nous n'avons pas à étudier ici les causes qui produisent *l'impuissance chez l'homme*, mais nous voudrions appeler l'attention sur les états qui rendent le *pénis* impropre à déposer la semence à l'orifice du col utérin.

Parmi ces états les plus importants sont l'*épispadias* et l'*hypospadias*. Cette dernière disposition surtout est extrêmement fréquente et reste souvent inconnue, soit parce que le mari ignore l'importance de cette anomalie, soit parce qu'il n'ose la faire connaître dans la crainte de révéler son impuissance.

Nous ne parlons pas ici de l'*hypospadias périnéal* qui donne à l'individu qui en est atteint l'apparence de l'hermaphrodisme, mais de l'ouverture de l'urèthre à une petite distance du gland.

J'ai été consulté, il y a deux ans, par un ménage stérile. Après avoir examiné la femme qui ne présentait aucune cause d'infécondité, j'ai demandé à examiner le sperme du mari. Celui-ci se troubla et éveilla mes soupçons par sa confusion. Je lui donnai rendez-vous pour le surlendemain en le priant de m'apporter du sperme en lui recommandant de venir sans sa femme. Il se décida alors à se laisser examiner. Je ne fus pas surpris de rencontrer un léger degré d'hypospadias. L'urèthre s'ouvrait au tiers inférieur du pénis et c'était là une cause absolue de stérilité. Ce cas est intéressant parce que la femme avait déjà subi plusieurs traitements qui eussent été évités si la cause de l'infécondité avait été recherchée et reconnue chez le mari. J'ai pratiqué dans ce cas la fécondation artificielle avec succès.

Je le répète, l'hypospadias est une affection qui est loin d'être rare. Dans ces cas le sperme, au lieu d'être dirigé sur le col est projeté au dehors de la vulve et vient s'écouler en bavant sur les testicules.

Nous reviendrons sur les états qui placent l'orifice utérin *hors de l'axe vaginal.* Ces cas se rapportent aux déviations antérieures et postérieures.

On a beaucoup insisté avec raison sur ce que Pajot a décrit sous le nom de *fausses routes vaginales.* Dans les déviations, dans la disposition conique du col et surtout dans l'allongement hypertrophique le pénis pénètre dans un des culs-de-sac vaginaux et le sperme, au lieu d'être projeté directement contre le col utérin, se trouve déposé dans un de ces culs-de-sac où il ne tarde pas à être altéré par l'acidité des sécrétions vaginales. L'acte sexuel est généralement pratiqué d'une manière uniforme ; le pénis s'engage dans une de ces fausses directions qui s'accentue chaque jour davantage ; en somme le coït devient infécond et ces causes d'infécondité augmentent avec le temps.

C'est pour ces diverses raisons qu'il importe d'étudier s'il n'est pas possible de remédier à ces conditions défectueuses par les *postures employées pendant le coït*, s'il n'est pas pos-

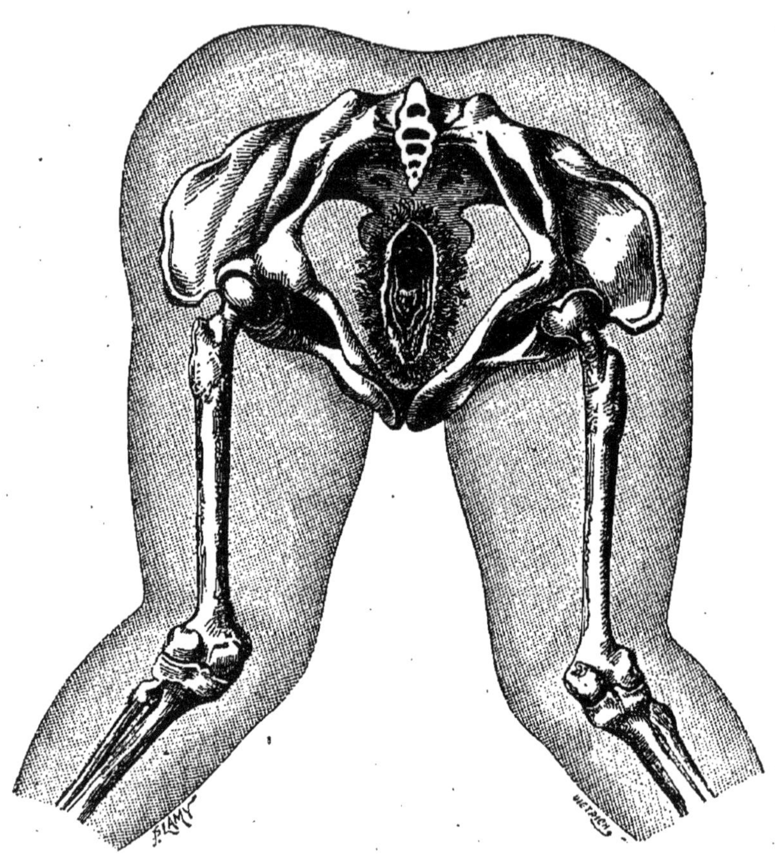

Fig. 1. — Position genu-pectorale.

sible d'obtenir, en variant ces postures un rapprochement du gland pénien et du col utérin plus favorable à la fécondation.

Dans l'espèce humaine les rapports sexuels ont lieu lorsque la femme est dans le décubitus dorsal. Or, on sait que la station verticale n'est devenue que peu à peu l'apanage de notre espèce. Les anthropoïdes ont les membres supérieurs plus grands que les nôtres ; ces membres leur servaient pour marcher et pour grimper.

La transformation qui s'est opérée graduellement n'a pas cependant accommodé tous nos organes au redressement de la colonne vertébrale. L'utérus surtout a conservé une situation identique à celle qu'il occupe aujourd'hui chez le singe et les autres quadrupèdes. Il est normalement dans l'antéversion et forme avec le vagin un angle qui constitue une condition défavorable à la conception lorsque le coït est pratiqué selon le mode habituellement en usage dans notre espèce.

Il résulte de ces considérations que le coït pratiqué *more canum* est plus favorable à la conception. Ce fait est non seulement démontré par la physiologie, mais il est confirmé par l'observation clinique et par l'étude mécanique des rapports du gland et du col utérin pendant les rapports sexuels.

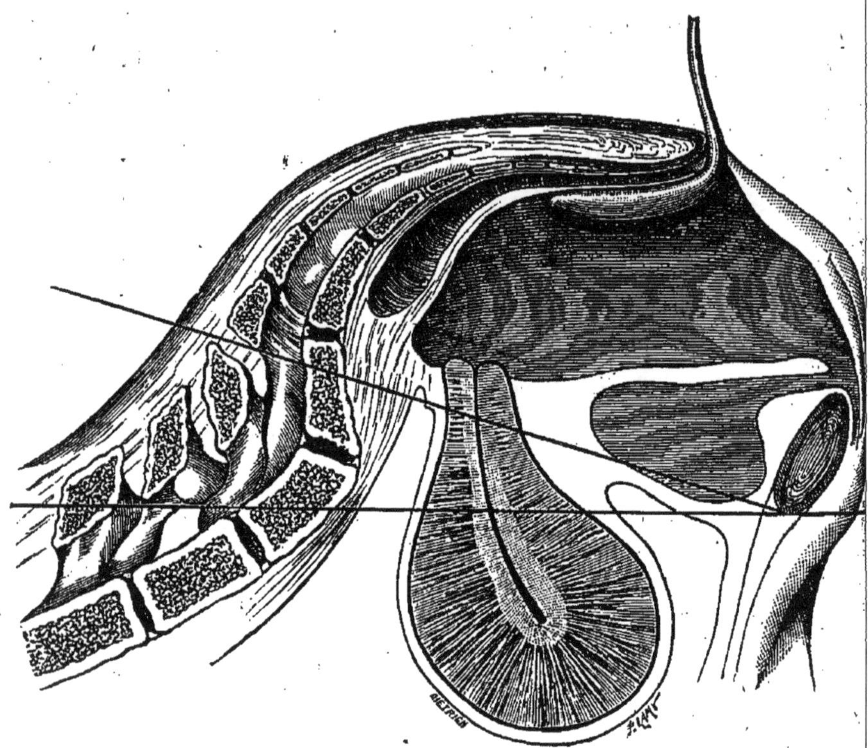

Fig. 2. — Position génu-pectorale (coupe).

Il suffit de pratiquer le toucher vaginal ou d'appliquer une valve de Marion Sims lorsque la femme est située dans la position génu-pectorale pour se rendre compte de la facilité avec laquelle on atteint le col utérin.

Non seulement le col dans cette position est plus accessible au toucher et à la vue, mais il subit, par cette position même, des changements de situation qui font momentanément disparaître la rétroflexion et les fausses routes vaginales qui en étaient la conséquence.

Nous recommandons donc aux maris dont les femmes sont stériles la pratique du coït *more animalium*. L'utérus humain ne diffère en rien de l'utérus des animaux. Ce sont donc ces derniers qui doivent nous guider par la manière dont ils accomplissent le coït.

C'est surtout dans la *rétroversion* que ce mode de cohabitation peut donner des résultats. Les praticiens sont unanimes à le reconnaître.

Hegar recommande non seulement de placer la femme dans la position génu-pectorale, le corps soulevé par les coudes et les genoux, mais il conseille, pour aider à la progression du sperme vers les parties profondes, de l'appareil génital, de conserver quelques instants cette posture après l'acte tandis que le mari relève lentement la masse abdominale et la laisse retomber tout d'un coup.

Quelque répugnante que puisse paraître

cette manœuvre, aucune patiente ne refusera de s'y soumettre, tant est intense le désir de la maternité qui envahit les femmes stériles. Nous recommandons, comme plus pratique, le procédé qui consiste à pratiquer le coït la femme étant assise sur le mari ; de cette façon les rapports du col utérin et du pénis sont les mêmes que dans la position précédente.

Le corps utérin retombe en avant et le col est très rapproché du pénis. Cette position a sur la précédente l'avantage de ne pas fatiguer la femme, de permettre la copulation plus en rapport avec les usages. Il est certain que la position genu-pectorale est très pénible pour les femmes et qu'il est très difficile pour elles de la conserver longtemps *post coïtum* en raison de la congestion de la tête qui se trouve en contre-bas.

Noël Gueneau de Mussy conseille au mari de pratiquer après le coït des manœuvres qui facilitent l'introduction du sperme dans l'utérus :

« Sed aud illicitum mihi visum est, si post diversa tentamina dicitius uxor infeconda manserit, ipsum maritum digitum post coïtum in vaginam immitere, et ita receptum semen uteri ostio admovere. Et cum ostiolo uteri hœret, ut in pervium canalem, spermatozoïdum motibus faventibus, prodeat sperare non absurdum. »

Ce moyen peut être recommandé, mais il faut à l'avance exercer le mari au toucher vaginal, ce qui demande un certain temps.

Pajot a conseillé aux femmes atteintes d'antéversion de *conserver leur urine* le plus longtemps possible avant de pratiquer le coït ; s'il s'agit d'une rétroflexion il conseille de provoquer la constipation de façon à accumuler dans l'intestin une certaine quantité de matières qui redresseront l'utérus. Nous ne voyons aucun inconvénient à essayer ces procédés dont l'innocuité est plutôt démontré que l'inefficacité.

Voici comment M. Pajot formule son traitement qui est tout au moins original (1) :

« Je vais vous faire connaître maintenant une thérapeutique qui, je crois, n'a encore été enseignée par personne.

Quand vous aurez affaire à une femme présentant une déviation, vous aurez toujours soin de prendre les deux individus à part, la

(1) *Des obstacles à la fécondation.*

femme pour la confesser, et puis le mari après. Il ne faut pas les renseigner ensemble sur les moyens à employer et vous allez voir pourquoi. La femme a-t-elle une *antéversion ?* Vous lui direz : « Ayez la bonté, s'il vous plaît, tous les soirs où vous devrez avoir des rapports avec votre mari, de ne pas uriner pendant cinq ou six heures. Ne vous inquiétez pas comment cela agit ; ce n'est pas votre affaire, mais n'urinez pas. Vous voulez avoir des enfants, oui, eh bien, vous urinerez *après* mais pas *avant.* » S'il s'agit d'une *rétroversion*, vous lui direz : « Madame, à la fin de vos règles, vous mangerez beaucoup d'œufs et beaucoup de riz ; vous prendrez même, pendant trois ou quatre jours, le soir, une petite pilule que je vais vous donner. » — Cette petite pilule serait simplement deux centigrammes et demi d'extrait thébaïque. — « Vous vous arrangerez, madame, pour ne pas aller à la selle pendant trois ou quatre jours ; puis vous aurez des rapports avec votre mari ; et vous n'irez à la selle qu'*après.* » — Bizarre, bizarre ! Tout cela semble en effet fort bizarre, et pourtant toute cette conduite est absolument raisonnable et basée sur l'anatomie et la physiologie.

Quand on prend un cadavre de femme de 30 à 40 ans ; quand on injecte la vessie, qu'on la remplit bien de liquide, on voit le fond de l'utérus se redresser, et se porter en arrière. Avez-vous compris maintenant? Quand on prend le même cadavre, que l'on vide la vessie et qu'on remplit le rectum, après l'avoir lié et gonflé, avec de l'air ou de l'eau ; quand il est bien distendu, on voit le fond de l'utérus se renverser en avant. Vous avez saisi ce qui se passe, vous avez compris que le col doit nécessairement suivre la direction inverse au corps. Le corps est poussé *en arrière* par la vessie, le col bascule *en avant*. Le corps est poussé en avant par le rectum, le col est porté *en arrière.* »

M. Pajot émet également une opinion favorable sur les postures :

« Un homme se présente un jour avec sa femme. L'homme, marié depuis quatre ans et demi, alsacien, bien bâti ; la femme bien constituée aussi, belle, blonde, fraîche. Pas de maladie, ni l'un, ni l'autre : homme, spermatozoïdes superbes et nombreux ; femme, utérus en bon état ; pas d'humidité, pas de catarrhe, rien. Pas d'enfant. Mais la matrice est en latéroversion gauche, le col pressé sur la paroi latérale droite du vagin, au point que l'orifice externe était bouché par cette paroi, appliquée sur lui. Fausse route de deux centimètres dans le cul-de-sac latéral gauche. Je dis au mari : « Vous avez eu jusqu'à présent des rapports avec votre femme dans les conditions classiques, n'est-ce pas, dans les situations consacrées par l'usage. » Le mari, brave garçon assez naïf, 28 à 30 ans, me répondit : « Dame, oui, Monsieur... à la bonne franquette. »

« — Vous allez changer vos habitudes. Vous allez placer votre femme sur le côté droit, absolument sur le côté droit.

« — Oui, Monsieur.

« — Et puis vous vous arrangerez comme vous voudrez ; ça ne me regarde pas.

« — Que diable, Monsieur..., mais je ne vois pas les choses faciles.

« — Si, si, si, vous verrez ; retournez votre femme sur le côté droit ; vous verrez...

« — Bien, Monsieur. »

Quinze jours après, la femme était enceinte. Elle a eu 5 enfants

Mais voilà où l'observation devient tout à fait drôlatique. Ce monsieur avait déjà quatre enfants, et il se dit : Quatre enfants, c'est assez ; il faut arrêter ça. Et alors, il se fit ce raisonnement : J'ai été près de cinq ans à aimer ma femme dans une situation où je ne pouvais pas parvenir à lui faire d'enfant, c'est le moment de revenir aux anciennes habitudes. Son raisonnement, qui n'était certes pas celui d'un sot, fut appliqué sur-le-champ, et, du premier coup, il fit un enfant à sa femme.

Alors, il vint me retrouver l'air embarrassé, ne comprenant plus, et me dit : « Pourrez-vous croire, Monsieur, à ce qui m'arrive. Pendant plus de quatre ans, j'ai toujours agi comme je le fais aujourd'hui et je n'ai jamais pu avoir d'enfant ; je suis venu vous consulter pour cela, vous m'avez donné le conseil d'aimer ma femme de profil. Ça m'a réussi, vous le savez, j'ai eu quatre enfants, j'ai pensé que c'était assez. Alors j'ai repris mon ancienne méthode. Elle en fait tout de même. Elle est enceinte. Elle en fait trop maintenant. Et comment cela est-ce possible ? — Amenez-moi votre femme. » Je touche sa femme ; et voici ce qui était arrivé. C'est vraiment très curieux. Elle avait, quand elle était stérile, une déviation latérale *droite* tellement prononcée que *c'était une de celles* dont l'orifice était bouché par la paroi. Elle fait quatre enfants. Vous savez que dans la grossesse le col est porté à *gauche*, puisque le corps est 28 fois sur 30 incliné à *droite*. Peu à peu donc, par les grossesses, le col avait été porté excessivement à *gauche* et, à force d'être à *gauche*, quand la grossesse était passée, il ne se replaçait qu'incomplètement dans la *latéroversion* droite, de façon qu'il se trouvait, ce col, presque dans la situation normale ; aussi quand le mari s'avisa de reprendre les habitudes classiques, il se trouva dans la direction justement favorable à la conjonction du méat et de l'orifice.

« — Mais enfin, Monsieur le Docteur, comment faut-il faire pour ne plus avoir d'enfants ?

« — Sur cette question, lui dis-je, je ne réponds qu'aux maris dont les femmes sont exposées à mourir en accouchant. Pour eux, la formule est simple. Manger le poisson sans la sauce et jamais de contremarque.

« — Jamais de contremarque, je ne comprends pas ?

« — Oui, cher Monsieur, dans les ménages qui ne doivent pas avoir d'enfants, sous peine de mort, la femme est semblable à l'honneur. Vous connaissez la définition :

L'honneur est comme une île escarpée et sans bords,
On n'y PEUT *plus...*

« Les vieux maris sont forcés de respecter ce texte.

« Les jeunes le modifient.... Ils disent :

« *On n'y* DOIT *plus*...., etc. »

« Voilà tout le secret.

Tels sont les moyens de remédier à ces déviations.

Après tous les soins que je viens de vous signaler, vous recommanderez aux époux d'avoir des rapports aux environs des règles, et jamais dans l'époque intermenstruelle. Vous imposerez au mari de rester ainsi trois semaines, un mois sans rapports avec sa femme ; ces économies sont profitables ; puis, les rapprochements se feront pendant trois ou quatre jours de suite, dès que les règles cesseront. C'est un bon moyen. Si le coït avait lieu *avant* les règles, on courrait risque le mois suivant de détruire ce qu'on a fait, tandis que lorsque les règles viennent de cesser, on est sûr de ne pas risquer de détruire une grossesse commençante. Cependant, tous les deux mois, il n'y aurait pas d'inconvénient au rapprochement des époux *avant* les règles, tous les mois, il y aurait inconvénient. Ayant ainsi remédié chez la femme aux difficultés que vous pouvez constater, dites aux époux : Faites ainsi, et ne vous découragez pas ; car, s'il y a des femmes qui deviennent enceintes au bout de quelques jours, il y en a qui ne le deviennent qu'au bout de deux ou trois ans. J'en ai deux exemples : l'une l'est devenue au bout de trois ans, et l'autre un peu moins. Quand le spermatozoïde est bon ; quand les difficultés sont aplanies, il n'y a plus qu'à avoir de la patience, comme je dis toujours aux époux : patience et ferveur et cela viendra. »

Nous pensons donc que les positions latérales (fig. 3) permettent une adaptation moins complète des organes génitaux que la position genu-pectorale (fig. 1 et 2, pages 38 et 40), mais elles ont sur cette dernière l'avantage de moins fatiguer la femme et de permettre le coït dans la position couchée qui est plus facilement acceptée.

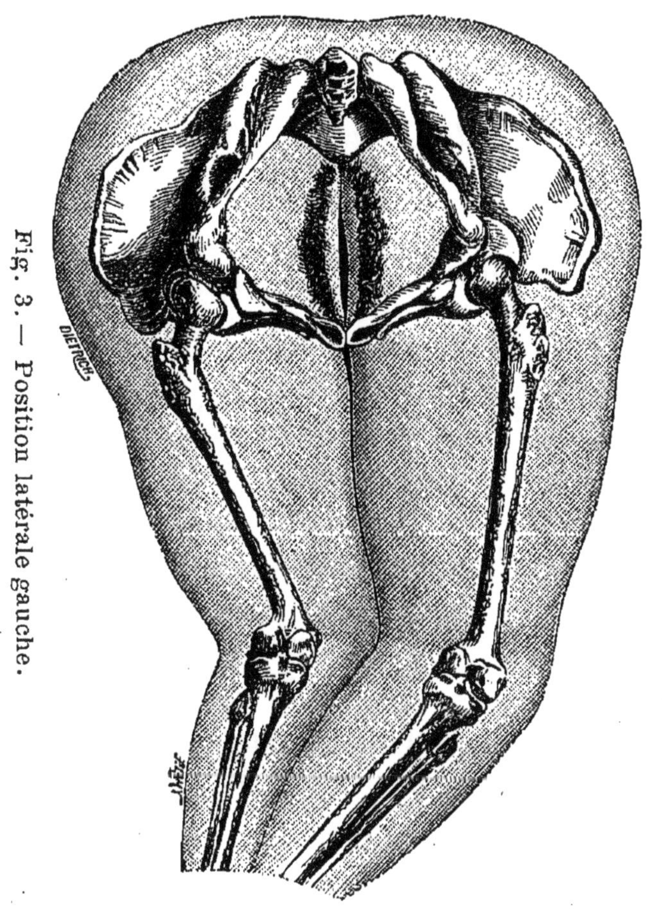

Fig. 3. — Position latérale gauche.

Quel que soit le procédé de coït employé, nous conseillons au mari de laisser quelques instants le pénis dans le vagin *post coïtum*, de façon à favoriser la pénétration du sperme dans l'utérus et à la femme de conserver aussi longtemps que possible *post coïtum* la position qu'elle avait pendant l'acte sexuel.

Le coït considéré dans ses rapports physiologiques. Epoque favorable à la fécondation.

Ce que nous avons dit à propos de la fécondation artificielle et du moment auquel il convient de la pratiquer nous dispense d'entrer dans de grands développements sur l'époque la plus favorable à la conception.

Nous acceptons l'opinion générale qui assigne, comme le moment le plus favorable, les huit jours qui suivent l'époque menstruelle. Ce fait est surabondamment démontré aujourd'hui par les millers de statistiques établies sur la date de l'accouchement dans ses rapports avec la date de la dernière menstruation.

On pratiquera le coït pendant les *quatre jours qui précèdent les règles et pendant les huit jours qui les suivent.*

Le coït qui a uniquement en vue la conception doit être pratiqué à l'époque que j'indique, le soir de préférence et *une fois par jour seulement*. Le coït trop fréquemment répété est certainement nuisible.

Si nous admettons que les époques que nous venons de mentionner sont plus favorables à la fécondation, nous contestons la théorie encore très répandue aujourd'hui et qui consiste à faire croire que la conception ne peut avoir lieu que pendant ces époques et que tout coït pratiqué pendant la quinzaine intermédiaire est nécessairement infécond.

Nous pensons que la physiologie du coït doit être étudiée par le médecin qui s'occupe des questions si délicates se rapportant à la fécondation. Les choses les plus insignifiantes peuvent acquérir de l'importance et nous pensons que le mode de copulation, la durée du coït, les sensations et les sécrétions qui accompagnent le spasme vénérien, la position de la femme *post coïtum* sont des facteurs qui ne sont pas négligeables au point de vue de la conception et de la stérilité.

Les auteurs ont émis des opinions très divergentes sur l'importance que présentaient les *sensations voluptueuses éprouvées par la femme* pendant le coït au point de vue de la fécondation. Les uns prétendent que la frigidité, si fréquente chez la femme, n'est nullement un obstacle à la conception ; les autres affirment, au contraire, que le spasme vénérien est un facteur qu'on ne saurait négliger.

On ne peut, sur cette délicate question, émettre une opinion absolue. S'il est démontré que certaines personnes peuvent concevoir alors qu'elles ne jouent dans le coït qu'un rôle passif, il nous est cependant impossible d'admettre que le spasme vénérien physiologique qui accompagne l'acte sexuel non seulement consenti, mais encore désiré par la femme sont sans influence sur le résultat de cet acte.

Cette impossibilité résulte surtout de la physiologie du coït accompagné du spasme vénérien chez la femme.

Pendant la copulation les glandes de Bartholin lubréfient les parties génitales, le clitoris devient rigide et turgescent et les muscles bulbo et ischio caverneux abaissent cet organe et l'infléchissent sur le pénis.

Il se produit en même temps une contraction péristaltique du vagin qui a pour résultat de projeter et de maintenir en contact contre le col le bol spermatique déposé par l'éjaculation.

L'utérus entre lui-même en jeu. Sous l'influence de l'excitation génésique sa tunique musculaire ouvre l'orifice du col, expulse les sécrétions et produit en même temps une sorte d'aspiration du sperme.

Il est même permis d'admettre que, sous l'influence du spasme vénérien, les trompes de Fallope subissent l'impulsion générale et s'ouvrent plus largement.

Tels sont, en résumé, les principaux phénomènes physiologiques qui ont tous pour point de départ l'érection et l'excitation voluptueuse qui accompagnent le coït *et qui n'ont pas lieu sans cela.*

La physiologie nous montre donc que le coït fécondant doit être voluptueux et que les femmes qui conçoivent sans éprouver le spasme vénérien ne sont que des exceptions qui confirment la règle.

Je n'ai jamais négligé d'interroger, avec toute la délicatesse que comporte un tel sujet, les femmes stériles qui m'ont demandé conseil. Sur 43 femmes qui ont répondu à mes questions, il y en avait 11 qui étaient atteintes de frigidité absolue et 7 qui n'éprouvaient le spasme vénérien que rarement et sous l'influence de manœuvres étrangères au coït. 6 n'avaient connu les sensations qui accompagnent le coït que plusieurs années après leur mariage.

Il résulte de cette petite statistique que la frigidité ou la passivité pendant le coït est un obstacle à la conception.

Il ne faut pas cependant tomber dans l'exagération et admettre tout ce qui a été dit et écrit sur ce sujet.

C'est ainsi qu'il est dit que le spasme vénérien chez la femme doit avoir lieu, pour produire la conception, au moment même de l'éjaculation, qu'il doit avoir lieu par le coït seul, sans aucune manœuvre étrangère à l'acte sexuel simplement accompli.

Ce sont là des théories purement spéculatives. Nous croyons que l'*érection et le spasme vénérien sont utiles pour favoriser la fécondation* chez la femme. Mais là se borne notre affirmation.

CHAPITRE V

Stérilité par inaptitude à la copulation

Tous les états morbides acquis ou congénitaux qui s'opposent à l'intromission du membre viril dans le vagin sont une cause de stérilité.

Ces causes sont nombreuses et le plus souvent susceptibles d'un traitement chirurgical efficace.

Les obstacles apportés à la copulation sont de plusieurs ordres. Voici les principaux :

1° Imperforation et vices de conformation du vagin.

2° Tumeurs de la vulve.

3° Persistance et rigidité de l'hymen.

4° Vaginisme.

1° IMPERFORATION ET VICES DE CONFORMATION DU VAGIN.

Ces états morbides sont le plus souvent congénitaux. On peut les classer de la façon suivante :

Imperforation du vagin. Absence du vagin.

Ouverture du vagin dans un lieu anormal. Bifidité du vagin par cloisonnement. Occlusion accidentelle du vagin.

Ces anomalies sont le plus souvent la conséquence d'un développement anormal des organes génitaux pendant la vie intra-utérine.

ABSENCE DU VAGIN.

Cette anomalie, qui est fort rare, coïncide le plus souvent avec une absence de l'utérus. L'appareil génital de la femme se trouve alors simplement représenté par une petite dépression à la vulve. Dans ces cas, l'intervention qui a simplement pour but de permettre la copulation est fort discutable. Cette intervention est cependant admise par Le Fort qui croit que le coït est un besoin que les époux doivent satisfaire alors même qu'il ne peut aboutir à la reproduction.

Nous admettons volontiers cette manière de voir, d'autant plus que l'absence du vagin ne coïncide pas nécessairement avec l'absence de l'utérus et que la restitution du canal vaginal est alors nécessaire, non seulement pour permettre la copulation, mais encore pour assurer l'écoulement des règles et rendre possible la fécondation. Une telle opération rentre donc dans la catégorie de celles qui ont pour but le traitement de la stérilité.

Etant donné l'absence du vagin, on doit d'abord rechercher la *présence de l'utérus* et des organes génitaux internes. Cette recherche peut avoir lieu à l'aide de signes physiques et de signes rationnels.

Par le toucher rectal combiné avec la palpation abdominale, on peut constater entre le rectum et la vessie un organe mobile globuleux analogue à l'utérus.

La palpation bimanuelle pratiquée par des mains exercées permet assez facilement de saisir l'utérus entre les doigts introduits dans le rectum et ceux appliqués sur l'abdomen. Une telle recherche donnera encore de meilleurs résultats si elle est pratiquée pendant l'anesthésie.

Les signes rationnels qui peuvent révéler l'existence d'un appareil sexuel interne alors que le vagin fait défaut sont ceux dont l'ensemble a été désigné sous le nom de *molimen hœmorrhagicum :* pesanteurs, douleurs lombaires, coliques internes survenant périodiquement.

L'intervention chirurgicale est absolument indiquée lorsqu'on constate chez une femme l'absence du vagin coïncidant avec la présence de l'utérus.

Opération. — Les cas où la restauration du vagin a été obtenue avec succès ne sont pas assez fréquents pour que la pratique de cette opération ait été établie avec des règles précises.

Trois moyens ont été mis en usage : le *refoulement*, l'*incision* et l'*électrolyse*. Quel que soit le procédé employé, la difficulté capitale consiste à frayer un chemin entre la vessie et le rectum sans pénétrer dans aucune de ces cavités.

Le refoulement a donné un succès à Amussat. Ce chirurgien put arriver, en enfonçant et en refoulant successivement la muqueuse vulvaire au point où aurait dû exister l'orifice vaginal, à pénétrer à une profondeur de cinq centimètres. Arrivé à ce point, il fit une incision et pénétra dans la poche sanguine formée par l'accumulation du sang des règles. La dilatation fut maintenue à l'aide d'éponges préparées et la malade guérit.

L'*incision* simple a été pratiquée par Baker Brown. Elle réclame le plus grand soin. Une sonde étant introduite dans la vessie et un doigt dans le rectum, on procède avec la plus grande lenteur, chaque coup de bistouri devant être suivi d'une double exploration, de façon à maintenir l'instrument à égale distance de l'urèthre et du rectum. On peut avec avantage combiner l'incision avec le décollement.

L'*électrolyse* a été appliquée avec succès par Léon Le Fort. Après avoir pratiqué une incision superficielle à la vulve, ce chirurgien introduisit dans la plaie le pôle négatif en forme de cône de 6 éléments et parvint ainsi à se frayer un chemin jusqu'à l'utérus. La dilatation fut pratiquée pendant de longs mois à l'aide d'éponges et de mèches préparées. Nous avons vu la malade de M. Le Fort et nous avons pu constater que le vagin ainsi obtenu pouvait parfaitement permettre la copulation.

Ces quelques exemples prouvent que la restauration du vagin absent est une opération possible, indiquée chaque fois qu'on est en droit de supposer l'existence de l'utérus et que la femme stérile demande notre intervention.

Le procédé opératoire ne peut être donné avec des règles précises et doit être laissé au choix du chirurgien qui jugera selon les cas.

Les autres vices de conformation du vagin sont plus rares et ne présentent pas grande importance au point de vue opératoire.

La *bifidité* du vagin, qui coïncide le plus souvent avec un utérus bicorne, n'est pas un obstacle absolu à la copulation. Si ce cloisonnement s'oppose au coït, il faut le faire disparaître, soit avec le thermo-cautère, soit d'une façon lente, avec la ligature élastique, soit avec l'écraseur, comme l'a fait avec succès Chassaignac.

On peut encore ranger parmi les anomalies qui apportent un obstacle à la copulation *l'ouverture du vagin dans un lieu anormal.*

Rossi, Boyer, Louis et plusieurs autres ont cité des cas où le vagin s'ouvrait dans le rectum, et où il existait une sorte de cloaque.

A notre connaissance aucun traitement chirurgical n'a été appliqué à ce vice de conformation qui n'est du reste pas un obstacle absolu à la conception, puisque le coït peut avoir lieu par le canal collectif.

Plusieurs exemples de grossesses survenues dans ces conditions et heureusement terminées ont été rapportés par les mêmes auteurs. L'existence du cloaque chez la femme ne peut donc pas être considéré comme une cause de stérilité. Nous laissons du reste à l'initiative des praticiens qui peuvent rencontrer des cas de ce genre le traitement qui pourrait y être appliqué. Les règles bien appliquées de l'autoplastie permettent, dans certains cas, de remédier à ces difformités du reste fort rares.

Nous rappellerons la célèbre discussion médico-théologique qui eut lieu à la fin du siècle dernier à l'Académie de chirurgie entre Louis et les pères Cucufe et Tournemine. Ces deux théologiens pensaient que le coït anal est permis lorsque le vagin s'ouvre dans le rectum et nous sommes heureux de penser que le Pape Benoît XIV, à qui la question fut soumise, la traita dans le même sens que les théologiens et l'Académie de chirurgie.

2° TUMEURS DE LA VULVE ET DU VAGIN S'OPPOSANT A LA COPULATION.

Les tumeurs volumineuses qui siègent à l'entrée du vagin doivent être enlevées lorsqu'elles constituent un obstacle à la copulation.

Quelques-unes de ces tumeurs ne sont que la manifestation de la diathèse cancéreuse ou syphilitique et ne doivent pas nous occuper ici.

Les *végétations* vulvaires, si fréquentes chez les femmes qui ont eu la blennorrhagie et celles qui ne prennent pas les soins de propreté nécessaires, peuvent être assez développées pour opposer, soit par leur volume, soit par l'hypéresthésie qu'elles occasionnent, un obstacle presque absolu au coït. J'ai fait disparaître la stérilité dont la cause était restée longtemps ignorée par suite du refus de la malade de se laisser examiner, chez une jeune femme de 22 ans, en pratiquant l'excision d'une végétation volumineuse siégeant à la vulve.

Quelle que soit leur ancienneté et leur nature, les végétations vulvaires sont très facilement excisées par le bistouri, les ciseaux ou le thermo-cautère. La seule précaution à prendre consiste à combattre et à prévoir les hémorrhagies secondaires.

Les *kystes* du vagin et de la vulve sont parfois assez volumineux pour entraver les fonctions sexuelles.

Alphonse Guérin leur assignait une origine glandulaire ; mais, étant donné l'absence des glandes dans la muqueuse vaginale, nous pensons, avec Vidal de Cassis, que ces développements kystiques sont dus à une sorte d'élargissement des mailles du tissu conjonctif.

Quelle que soit du reste leur origine et leur nature, ces kystes doivent être détruits lorsqu'ils sont assez développés pour empêcher le coït.

Le procédé à employer est l'incision avec ou sans excision de la paroi, suivie de cautérisation de toute l'étendue de la poche.

L'ablation totale présente souvent des difficultés et expose à des perforations qui sont d'autant plus à craindre que les parois sont souvent très amincies.

Les *tumeurs fibreuses* et les *polypes* qui siègent dans le vagin sont le plus souvent des néoplasmes ayant eu leur point de départ dans l'utérus et se trouvant encore retenus à la paroi utérine par un pédicule. On a cependant signalé des fibro-myomes ayant leur point de départ dans la couche cellulo-musculeuse de la muqueuse vaginale.

Ces tumeurs sont généralement pédiculisées. Leur ablation peut présenter des difficultés à cause du voisinage de la vessie et du rectum.

3° PERSISTANCE ET RIGIDITÉ DE L'HYMEN.

La persistance de l'hymen est, à notre avis, une cause fréquente de stérilité pendant les premières années du mariage. On cite des cas où l'hymen est encore intact longtemps après le mariage, soit par suite d'une extrême résistance de cette membrane, soit par maladresse ou insuffisance du mari.

On a beaucoup accusé dans ces cas *l'insuffisance des pauvres maris*. Nous admettons volontiers que cette cause joue un rôle de quelque importance dans la persistance de l'hymen ; mais c'est plutôt la maladresse des conjoints, la brutalité de l'un et la frayeur injustifiée de l'autre qui est cause de tout le mal.

Les premières tentatives sont faites sans ménagements, l'introduction pénienne n'a pas lieu pendant les premiers rapprochements ; il en résulte souvent une inflammation de la fosse naviculaire qui augmente la douleur de la femme qui oppose alors une répulsion instinctive à toute intromission vaginale.

D'autres fois, et c'est le cas le plus fréquent, le mari, quoique suffisamment vigoureux pour franchir la forteresse hyménéale, veut ménager sa femme qui pousse des cris ou s'effraie chaque fois qu'il est question de rapprochement sexuel. Dans la crainte de la blesser ou de produire des déchirures, il se contente de pénétrer dans la fosse naviculaire où l'éjaculation a lieu.

Ce qui n'était d'abord qu'une nécessité devient une habitude : la fosse naviculaire est agrandie, l'hymen est refoulé et il se crée ainsi un *vagin artificiel* suffisant pour permettre un coït dont les époux finissent par se contenter.

J'ai observé plusieurs cas de ce genre. Chez

une femme de 27 ans, l'hymen était absolument intact, quoiqu'elle eût été mariée depuis deux ans ; le mari était cependant vigoureux et bien constitué. Cette membrane était refoulée et la fosse naviculaire formait un canal de près de cinq centimètres de profondeur qui permettait le coït.

Dans un autre cas le mariage remontait à trois ans. La femme, âgée de 24 ans, était extrêmement obèse ; la membrane hymen était intacte et le coït avait lieu entre les cuisses et les grandes lèvres. Le canal artificiel que j'ai signalé dans le cas précédent n'existait pas.

Dans ces deux cas je n'ai pu me rendre compte de la situation qu'après avoir pratiqué l'anesthésie.

ANOMALIES DE L'HYMEN. RIGIDITÉ.

On sait que l'hymen est constitué par un repli muqueux de forme et de résistance variables qui sépare la vulve et le vagin par une sorte de diaphragme fenêtré.

Entre les feuillets de ce repli, il existe un stroma conjonctif plus ou moins résistant.

La résistance exceptionnelle de ce stroma,

sa consistance tendineuse peuvent constituer un obstacle absolu au coït. Les faits de ce genre ne sont pas rares. Kisch a constaté, chez une jeune femme de 24 ans, mariée et inféconde depuis deux ans, un hymen ovoïde très résistant divisé d'arrière en avant par un septum tendineux dur au toucher. Le petit espace laissé libre entre ces deux cordes tendineuses ne permettait même pas l'introduction du doigt. La section du septum tendineux produisit la guérison et la malade devint enceinte.

De nombreuses observations de ce genre ont été publiées par Bandl, Hoffmann, Simon, Breisky (1), Braun, etc.

Un des cas les plus remarquables est celui de Spaeth, rapporté par Kisch. L'hymen était figuré par un bourrelet saillant à surface externe lisse et dont l'orifice central admettait à peine l'introduction de l'hystéromètre. Entre le bord inférieur de la membrane et la commissure postérieure se trouvait un infundibulum en forme de cœcum, profond d'environ 4 centimètres, par lequel s'effectuait un coït qui semblait satisfaire les intéréssés.

(1) Breisky, Die Krankhoiten der Vagina, Stuttgard, 1879.

Quoique les accoucheurs aient rapporté des exemples de ce genre dans lesquels la conception avait eu lieu, nous n'en devons pas moins considérer de telles anomalies comme produisant la stérilité.

Le *traitement opératoire* de ces divers états est des plus simples. Lorsqu'il n'existe qu'une persistance anormale de l'hymen résultant de la faiblesse du mari ou de la maladresse des époux, on arrivera facilement à dilater le vagin soit progressivement par l'introduction d'éponges préparées, soit brusquement par la dilatation pratiquée pendant l'anesthésie. Nous reviendrons plus loin, à propos du vaginisme, sur le traitement de ces complications.

Lorsque la sténose vaginale est due à un hymen fibreux, résistant, il faut inciser et maintenir la dilatation vaginale jusqu'à complète cicatrisation de la plaie.

4° VAGINISME

Par sa grande fréquence, le vaginisme occupe un rang important parmi les affections qui entraînent la stérilité. Cet état morbide est le plus souvent curable à l'aide d'un traitement chirurgical.

Sous le nom de *vaginisme*, nous décrirons une affection caractérisée par une hypéresthésie excessive de la vulve et du vagin, le plus souvent accompagnée de contracture spasmodique, reconnaissant pour cause des lésions variables de ces organes et s'opposant au coït.

Cette définition ne diffère pas beaucoup de celle qui avait été donnée par Sims; nous avons cru cependant devoir la modifier quelque peu. En effet, cet auteur et la plupart de ceux qui ont écrit après lui sur le sujet, avaient fait du spasme et de la contracture involontaire le caractère *sine qua non* de cette affection ; sans vouloir refuser à ce symptôme son importance, nous croyons qu'il peut manquer et que, dans tous les cas, il est consécutif à la douleur et à la lésion.

Le vaginisme est une affection *fréquente*. Sims, Debout, Michon, Scanzoni, ont publié des observations ; ce dernier auteur dit en avoir vu plus de cent cas dans le cours de sa carrière médicale. Visca a donné trente-deux observations dans sa thèse inaugurale (1);

(1) Visca, du Vaginisme, thèse doctorat. Paris, 1870.

nous en avons nous-même publié un assez grand nombre de cas.

L'*étiologie* du vaginisme est très complexe. Nous avons dit que cette affection reconnaissait presque toujours pour cause une lésion de la vulve ou du vagin.

En premier lieu, nous citerons parmi les causes occasionnelles, les *fissures* auxquelles certains auteurs avaient attribué, d'une manière exclusive, la production du vaginisme. Le raisonnement devait forcément amener à comparer le sphincter vaginal au sphincter rectal, surtout à une époque où la contracture et la contraction étaient considérées comme les symptômes uniques de l'affection qui nous occupe. Nous sommes loin, du reste, de refuser à cette cause son importance, mais nous dirons qu'elle n'est pas la seule. La fissure vaginale est extrêmement difficile à constater dans beaucoup de cas à cause de l'hypéresthésie excessive qui s'oppose à l'introduction de l'instrument explorateur, et il est extrêmement probable qu'elle existait dans la plupart des cas que les auteurs ont décrits sous le nom de vaginisme essentiel.

Ces fissures peuvent occuper tout le pourtour de l'orifice, elles siègent quelquefois assez profondément dans l'intérieur du canal pour échapper à un examen superficiel.

Certaines affections cutanées, telles que l'*herpès* et l'*eczéma*, jouent un rôle assez important dans la production du vaginisme (1) ; on comprend facilement ce fait, si l'on se rappelle que ces mêmes affections produisent également des constrictions musculaires intenses, lorsqu'elles siègent au pourtour de la bouche, de l'anus et des paupières.

La *vaginite* et la *vulvite* doivent occuper une place importante dans cette nomenclature. Churchill a donné à cette cause une importance capitale (2) et nous sommes loin de le contredire. Le vaginisme existe rarement sans être accompagné de vaginite, mais est-il consécutif ou primitif ? Là est toute la question. Une étude attentive des faits nous démontre surabondamment qu'il est plutôt l'effet que la cause. Toute inflammation vul-

(1) Voy. *Nouveau Dictionnaire de médecine et de chirurgie pratiques*, publié sous la direction du professeur Jaccoud, article Vagin, par Vinay.

(2) Fleetwood Churchill, *Traité pratique des maladies des femmes*, 3e édition. Paris, 1881.

vaire ou vaginale s'accompagne nécessairement d'une hypéresthésie plus ou moins intense. Le plus souvent cette hypéresthésie disparaît avec la cause qui l'a produite ; mais dans certains cas, plus nombreux qu'on ne pense, elle persiste et constitue alors l'affection rebelle qu'on a désignée sous le nom de vaginisme. Ceci nous explique, en outre, la fréquence de cette affection chez les femmes qui subissent les premières approches ; car la rupture de l'hymen détermine presque toujours une inflammation de la partie de la muqueuse qui recouvre le sphincter vaginal.

Les déchirures produites par l'*accouchement* peuvent également produire des lésions qui, plus tard, deviendront la cause d'un vaginisme rebelle. Tels sont les cas observés par Guéneau de Mussy (1), Sims, Michon, etc.

Symptomatologie. — Douleur excessive au moment du coït, et en rendant l'accomplissement impossible, voilà le principal, sinon l'unique symptôme accusé par les malades. Cette douleur est telle qu'elle arrache des cris, produit quelquefois la syncope et inspire à la

(1) Guéneau de Mussy. *Clinique médicale*, t. II, 1875.

femme une répugnance invincible pour le rapprochement sexuel.

Dans certains cas cependant, le symptôme douleur est moins accentué, l'intromission pénienne est possible à la rigueur, mais les souffrances qu'elle entraîne empêchent les époux de l'effectuer.

La contraction spasmodique du sphincter est plus ou moins prononcée. Le toucher vaginal, qui doit être pratiqué avec les plus grandes précautions à cause des douleurs qu'il provoque, permet de la percevoir nettement ; elle fait cependant défaut quelquefois.

Dans certains cas où les signes fournis par l'examen local paraissent insuffisants, il est utile d'interroger le mari sur les circonstances qui ont accompagné les tentatives de rapprochement conjugal. Les symptômes observés à ce moment sont importants à connaître, car ils caractérisent très bien le degré d'intensité de l'affection. A la suite de quelques essais aussi douloureux qu'infructueux la femme acquiert une certaine répugnance pour le coït ; cependant, dans l'espérance de voir disparaître ce état, elle se soumet avec courage à de nouvelles tentatives. C'est alors que la douleur acquiert son paroxysme ; la face exprime la terreur, la respiration et le pouls s'accélèrent et un état convulsif se déclare. La femme pousse des cris, demande grâce, les muscles adducteurs se contractent violemment en même temps que ceux du périnée ; cet état se terminerait par la syncope, si les tentatives d'intromission étaient continuées.

Le vaginisme est une cause de stérilité presque absolue, puisqu'elle rend le coït impossible. Qu'on éthérise la malade, comme l'a fait Gaillard Thomas (1), la copulation et la fécondation seront possibles, malgré le vaginisme le plus prononcé.

Traitement.— L'analogie remarquée entre le vaginisme et la fissure de l'anus devait forcément conduire les chirurgiens à appliquer le même traitement à ces deux affections. La section du sphincter vaginal et la dilatation furent d'abord employées avec plus ou moins de succès ; plus tard on pratiqua la section du sphincter anal et la cautérisation. Le vaginisme a été quelquefois traité par des lotions

(1) Voy. Gaillard Thomas. *Traité des maladies des femmes*, traduit et annoté par le Dr Lutaud, 2e édition, Paris, 1887.

astringentes et des topiques de nature diverse. Nous allons passer en revue chacun de ces modes de traitement.

La *section du sphincter vaginal*, préconisée avec ardeur par Marion Sims, avait déjà été pratiquée en France par Huguier, Pinel Grandchamp et Michon (1). Voici comment procède le chirurgien américain : après avoir anesthésié la malade, il fait de chaque côté de la ligne médiane une incision profonde dirigée du haut en bas, se terminant au raphé du périnée et formant le côté d'un y. Chacune de ces incisions doit avoir environ deux pouces de longueur et intéresser à la fois le tissu vaginal, l'anneau vulvaire et le périnée (2). La section du sphincter vaginal peut également se faire par la méthode sous-cutanée préconisée par Blandin pour la section du sphincter anal ; mais ce procédé, peu employé aujourd'hui, ne nous paraît pas présenter d'avantages réels.

Nous avons eu à traiter un grand nombre de femmes atteintes de vaginisme et nous considérons la section du sphincter comme un

(1) Michon, *Bulletin de thérapeutique*, tome LVI.

(2) Voy. Marion Sims, *Notes cliniques sur la chirurgie utérine*. Paris 1866.

moyen de traitement radical et assurant la guérison dans la grande majorité des cas ; mais nous pensons qu'il est bon, avant d'avoir recours à une opération, que les malades n'acceptent pas toujours facilement, d'appliquer un traitement plus simple qui réussit quelquefois : nous voulons parler de la dilatation.

La dilatation est brusque ou graduelle.

La *dilatation graduelle* se fait avec des mèches dont on augmente graduellement le volume ou avec des éponges préparées. Nous avons obtenu la guérison par ce procédé ; mais nous sommes loin de le recommander d'une façon générale. En effet, ce n'est qu'au bout d'un temps très long et au prix de douleurs vives et répétées qu'on peut obtenir un résultat. Ajoutons que les malades refusent le plus souvent de se soumettre le temps nécessaire à un traitement aussi douloureux. J'ai appliqué la dilatation graduelle pendant deux mois chez une jeune malade dont j'ai publié l'observation (1) ; une amélioration passagère permit quelques rapprochements sexuels qui ont déterminé la conception.

(1) Lutaud. Du Vaginisme. Paris 1874.

Nous préférons du reste à la mèche de charpie, l'éponge préparée, *assez volumineuse* et dont on augmente graduellement le volume ; l'introduction de ces éponges n'est pas douloureuse et elles agissent beaucoup plus rapidement.

La racine de gentiane, dont le volume augmente sous l'influence de l'humidité, a été mise en usage, avec succès, par Robert de Latour. Péan a employé également des cylindres de caoutchouc dont le volume peut être augmenté graduellement par des liquides ou par l'insufflation.

Dilatation brusque. — Elle compte un grand nombre de succès, et son usage tend de plus en plus à se généraliser. Elle a été pratiquée en France par plusieurs chirurgiens parmi lesquels nous citerons Richet, Verneuil, Delore, etc. ; en Angleterre, par Tilt ; en Allemagne, par Scanzoni.

Cette opération doit toujours avoir lieu pendant l'anesthésie. Nous recommandons, pour les opérations gynécologiques, l'appareil ingénieux imaginé par M. Bourcart (fig. 4). Elle se pratique soit au moyen des doigts, soit au moyen d'un instrument dilatant. Nous introduisons les deux pouces, apposés par leur face dorsale, et nous maintenons l'orifice distendu pendant quelques minutes ; nous pratiquons ensuite le tamponnement vaginal avec de la

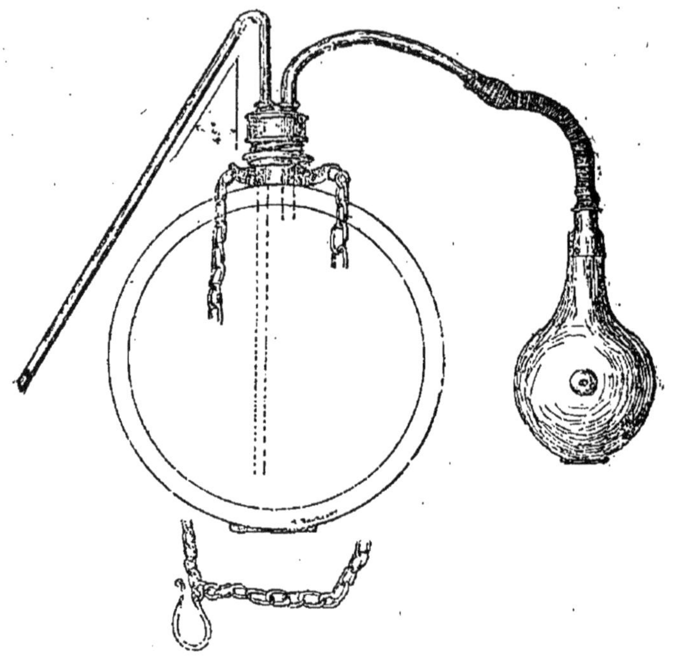

Fig. 4. — Appareil à anesthésie de Bourcart.

gaze iodoformée. Ce tamponnement est maintenu en place pendant 48 heures. Les douleurs successives sont quelquefois assez intenses pour nécessiter l'emploi de la morphine en injections sous-cutanées.

Quelques chirurgiens ont proposé de pratiquer la dilatation avec des instruments. Delore, de Lyon, s'est servi, avec avantage, du spéculum d'Ambroise Paré dont l'introduction est facile et qui peut être maintenu dilaté à l'orifice vulvaire pendant le temps voulu. Celui de Bozeman, recommandé par Gallard, présente les mêmes avantages. Si l'on fait usage d'un spéculum bivalve, la dilatation brusque s'obtient en retirant l'instrument tout ouvert.

Ce procédé s'est montré réellement efficace dans beaucoup de cas, mais son emploi n'est cependant pas toujours indiqué. Avant de le mettre en pratique, on cherchera à faire disparaître les lésions vulvaires qui sont souvent la cause du vaginisme. Nous avons remarqué que la dilatation brusque réussissait surtout là où le spasme vaginal paraissait essentiel : celui-ci reconnaissait pour cause quelques fissures du vagin qui étaient passées inaperçues dans un examen superficiel.

Ce résultat rend encore plus manifeste l'analogie qui existe entre la fissure anale et la fissure vaginale.

En résumé, le traitement du vaginisme est essentiellement chirurgical et doit consister dans la dilatation brusque pratiquée pendant l'anesthésie. Dans les cas où ce procédé n'aurait pas suffi pour permettre l'accomplissement des fonctions sexuelles, on aura recours à la section du sphincter vaginal telle qu'elle a été proposée par Marion Sims.

CHAPITRE VI.

Stérilité par obstacle mécanique à la pénétration du sperme dans l'utérus.

La stérilité est le plus souvent de cause utérine. Les déviations et les anomalies de conformation du col qui apportent un obstacle mécanique à la pénétration du sperme sont de beaucoup les causes plus fréquentes. On com-

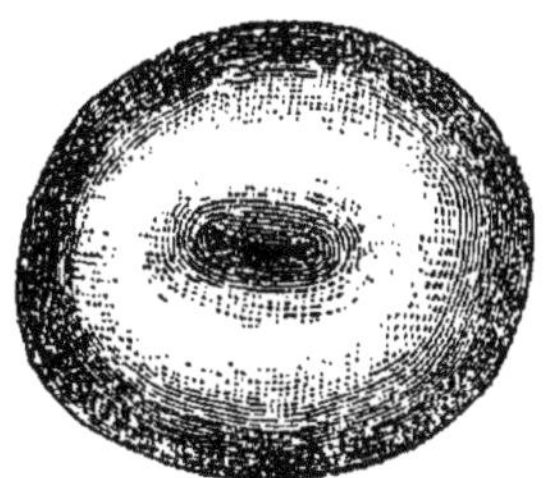

Fig. 5. — Orifice utérin normal.

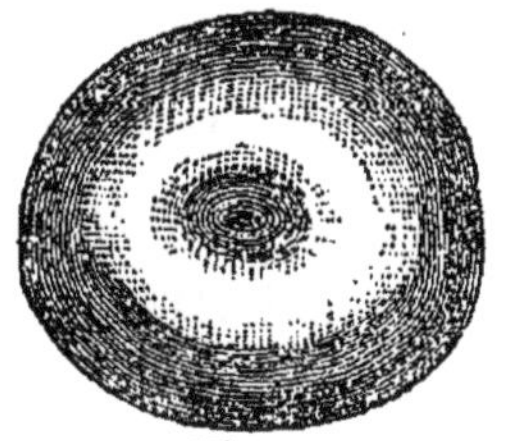

Fig. 6. — Orifice utérin en trou d'aiguille.

prend aisément que les flexions déterminent, par la courbure qu'elles impriment au canal cervical, une sorte d'atrésie de ce canal. La courbure de l'organe le divise en deux cavités distinctes : la cavité du col et celle du corps. Les deux cavités sont séparées au point de courbure par un rétrécissement qui apporte un obstacle presque toujours infranchissable pour les spermatozoïdes.

Nous allons diviser les causes de stérilité utérine par obstacle mécanique en trois catégories :

1° Atrésie simple du col ;

2° Anomalies de conformation du col (col conoïde, allongement hypertrophique, etc.) ;

3° Déviations utérines étudiées comme cause de stérilité.

ATRÉSIE DU COL UTÉRIN. — STÉNOSE CERVICALE.

La sténose cervicale est le plus souvent congénitale : il n'est cependant pas rare de la rencontrer chez des femmes qui ont eu des enfants. Elle peut être alors la conséquence de solutions de continuité survenues pendant l'accouchement et ayant produit des cicatrices vicieuses. Nous avons observé de nombreux cas dans lesquels la sténose acquise était due à des cautérisations intempestives faites avec le thermocautère ou à des opérations antérieures dont les conséquences n'avaient pas été bien surveillées.

L'orifice cervical peut encore être oblitéré par des tumeurs.

La stérilité par obstacle mécanique est considérée par tous les auteurs comme une des plus fréquentes. Voici ce que dit à ce sujet un maître autorisé, le professeur Pajot, dans une leçon récemment publiée (1).

« Parmi les plus fréquents obstacles qui s'opposent encore à la fécondation, il faut noter l'*étroitesse de l'orifice externe*, et l'on doit ajouter, non pas seulement cette étroitesse, mais la forme particulière du col. Ceci est moins connu. Chez les femmes qui ont un orifice extrêmement étroit, il n'est pas rare de trouver le col d'une *conicité* exceptionnelle. Le col conique très pointu a reçu le nom de col en *toupie*. Ce sont des cols un peu plus longs, ou du moins donnant la sensation d'être un peu plus longs que d'habitude, et ayant, tout à fait au sommet du cône, un orifice plus ou moins étroit, parfois même excessivement étroit. Il y a encore dans ces cols une nuance importante quant à notre sujet, et c'est là le point moins connu. Ces cols pointus, avec l'orifice petit, ont parfois cet orifice comme fait à l'emporte-pièce. Figurez-vous le passage brusque à tra-

(1) Pajot. Des obstacles à la fécondation dans l'espèce humaine. Leçon professée à la clinique d'accouchement et publiée dans les *Annales de Gynécologie* (avril 1889).

vers un papier d'un instrument pointu qui va faire simplement une ouverture à circonférence très nette. Au contraire, dans d'autres cas, l'orifice est précédé ou, plus clairement, il est au fond d'une petite cupule qui ressemble à l'empreinte que laisserait une lentille dans la terre glaise ou dans de la cire molle. En appuyant une lentille sur de la cire molle ou de la terre glaise, cela produirait une petite dépression lenticulaire. Au fond de cette dépression est l'orifice externe de la matrice. Il y a des cols qui présentent cette disposition d'une façon très prononcée. Je dis qu'il y a là une distinction importante à établir, parce que les cols coniques pointus appartiennent presque toujours — du moins je n'ai jamais vu le contraire — à des femmes qui restent stériles. Par contre, lorsque l'orifice externe est au fond de cette petite cupule, la fécondation peut avoir lieu. Cela se conçoit quand on veut y réfléchir, on comprend qu'une goutte de sperme peut rester dans cette cupule, et comme, si le sperme est riche, il en faut une très petite quantité pour la fécondation, il peut très bien se faire que les spermatozoïdes franchissent l'orifice externe, entrent dans l'utérus, et amènent la vivification de l'ovule. Voilà ce qui a trait à ces deux causes communes : 1° *l'état catarrhal ; 2° l'étroitesse de l'orifice externe et la forme du col.*

Il y a une troisième cause qui est presque aussi commune que celle-là, peut-être moins, mais très commune encore, et qui a été beaucoup exploitée par les charlatans, ou même par des médecins qui s'y entendaient peu. Cette troisième cause, ce sont les *déviations utérines*. Je ne veux pas faire une histoire des déviations utérines, vous les connaissez au moins de nom aussi bien que moi. Il y en a de toutes les sortes, mais il y en a, surtout au point de vue qui nous occupe, *deux* grandes classes qui n'ont pas la même importance comme obstable à la fécondation. Il y a ce qu'on appelle les *versions* et il y a les *flexions* ; ce sont là des obstacles très différents.

Les *versions* sont nécessairement de *quatre* espèces, puisqu'elles se produisent dans les quatre sens, et je m'explique tout de suite sur ce mot : *version* veut dire simplement inclinaison plus ou moins prononcée.

L'inclinaison du corps et du fond donne le nom de la déviation. Normalement, l'utérus présente un certain degré d'antéversion, à peu près dans l'axe du détroit supérieur.

Si cette situation normale s'exagère, l'utérus est en *antéversion ;* la disposition contraire constitue la *rétroversion*, et les inclinaisons latérales, les *latéroversions*. On peut dire, d'une manière générale, que si la grossesse amène la *latéroversion droite*, le col est à gauche.

Dans les *flexions*, c'est aussi la position du corps et du fond qui donne le nom à la déviation.

L'utérus, plus ou moins reployé *en cornue*, a son fond *en arrière* (quelquefois plus bas que le col), *rétroflexion*. En avant, *antéflexion*, et avec tous les degrés de *flexion* possibles.

Il faut établir une distinction entre ces deux espèces de déviations utérines comme obstacles à la fécondation. Les *flexions* sont pour l'utérus une situation plus grave, plus éloignée d'être naturelle que les *versions*. Cependant, les *versions* sont des obstacles plus grands à la fécondation que les *flexions*. Voici ce qui m'est arrivé, il y a quelques années. C'était un an ou deux après la guerre. Une grande dame étrangère vint me trouver et me dit : « Monsieur, j'ai consulté tous les médecins de femmes de l'Europe : Krassowski, à Saint-Pétersbourg ; Scanzoni, à Wurzbourg ; Braün, à Vienne ; Benett, en Angleterre, et tous m'ont affirmé que la situation de mes organes était telle que je ne pouvais pas avoir d'enfants. Un seul, c'est M. Scanzoni, m'a répondu : c'est difficile, mais ce n'est pas impossible. Eh bien, monsieur, comme je veux voir quelqu'un qui s'occupe de maladies de femmes en France, de même que j'en ai vu dans tous les autres pays, je viens vous prier de me dire ce que vous en pensez. Je n'ai pas d'enfants, je désirerais en avoir, et je crains, d'après l'avis — non pas unanime, puisque Scanzoni a dit le contraire — mais l'avis général des médecins d'Europe, je crains qu'il me soit impossible d'avoir des enfants. »

C'était une grande belle femme, bien conformée à l'extérieur. Je pratique le toucher et trouve une *rétroflexion* tellement prononcée que le fond de l'utérus était plus bas que le col ; la matrice était ployée en deux. On trouvait le fond de l'utérus au-dessous du col, dans le cul-de-sac postérieur. C'était tout à fait évident ; je mettais mon doigt dans l'angle que formait la flexion et — il n'y avait pas besoin d'hystéromètre — du premier coup, avec l'habitude du toucher, on trouvait chez cette dame une *rétroflexion* des plus prononcées. Tel avait été l'avis des médecins qui avaient examiné l'utérus et qui lui avaient dit : « Avec une pareille disposition, il y a bien peu de chances pour que vous deveniez jamais enceinte. » Scanzoni avait dit : « C'est une très mauvaise situation, mais il n'y a pas là d'obstacle matériellement insurmontable ; il pourrait se faire que vous deveniez enceinte. »

Voici le raisonnement que je fis à mon tour :

« Avez-vous vos règles ? — Oui. — Régulières ? — Oui. — Souffrez-vous ? — Pas beaucoup. (Il est assez remarquable que, dans certains cas de déviations *extrêmes*, il y ait des femmes qui ne souffrent pas.) — Eh bien, madame, le sang passant, pourquoi le reste ne passerait-il pas ? Vous avez vos règles, madame ; je ne crois pas impossible que vous deveniez enceinte. »

Vous allez voir, messieurs, combien est curieux ce qui est arrivé. Cette dame s'en alla avec ce diagnostic. Quatre mois après, je suis appelé subitement. On me disait de venir à l'instant: c'était pour Mme ***, il fallait venir quand même. Je pars avec le messager. Je trouve cette même dame au lit, et l'on me raconte ce qui suit : depuis quatre mois passés, depuis le moment où elle était venue chez moi, elle n'avait pas vu ses règles. Etant allée visiter une de ses amies qui demeurait au premier, elle avait monté un peu vite l'escalier. En arrivant en haut, elle avait senti un craquement très violent et très douloureux dans son ventre ; ce mouvement lui avait fait une impression si grande qu'elle avait perdu connaissance ; on l'avait ramenée chez elle dans sa voiture, on l'avait mise au lit et l'on m'avait envoyé chercher.

J'examine l'abdomen, et je trouve un utérus d'environ quatre mois et demi redressé, et parfaitement à sa place, du côté droit, et présentant le volume et le caractère d'une grossesse de quatre mois passés. Je vous l'ai dit, les règles n'avaient pas reparu. Je fis part de mon impression ; je crois que vous êtes enceinte, dis-je à la malade. Ce sont là des symptômes de grossesse ; je n'ai pas de certitude absolue encore, n'entendant pas les bruits du cœur ; mais c'est là un utérus développé, et je crois que le mouvement que vous avez senti, c'est le mouvement de l'utérus fléchi qui s'est brusquement redressé, sous l'influence du développement de la grossesse. On attendit un mois. La grossesse était certaine, tellement certaine que j'ai accouché la dame, et elle a accouché tout naturellement, comme une femme qui serait dans les conditions les plus ordinaires. Quand elle était venue chez moi la première fois, il y avait huit à dix jours qu'elle avait quitté Vienne et qu'elle était enceinte, et, naturellement, nous ne le savions ni l'un ni l'autre. Et quand je lui disais, comme lui avait dit Scanzoni, qu'il n'était pas impossible, avec un utérus comme celui-là, de devenir enceinte, elle l'était à ce moment même. Il m'était, bien entendu, impossible de soupçonner une grossesse de huit à dix jours.

Ce fait démontre, messieurs, combien le médecin doit être circonspect. Si, pour faire le diagnostic de la rétroflexion, *j'avais introduit l'hystéromètre* !

Voilà ce qu'il y a surtout d'instructif dans cette observation : en tenant compte de faits pareils, les médecins ne feront pas de ces fautes commises parfois, même par des maîtres.

La suite est non moins intéressante. Je me dis, et vous vous seriez dit comme moi : voilà une excellente occasion de guérir cette accouchée de sa rétroflexion. L'utérus est droit, nous allons tâcher de le maintenir dans cette situation. Je laissai cette dame trois mois au lit après l'accouchement ; je lui défendis de se remuer beaucoup avant le retour de ses règles ; et quand ses règles furent revenues et passées, je fis, soirs et matins, des injections astringentes avec du tannin, du vin de Roussillon, des roses de Provins et, au bout de deux mois, j'eus le plaisir de constater *que l'utérus était admirablement droit*, aussi droit que jamais femme pût l'avoir. Et, en moi-même, je ne pouvais m'empêcher de penser : quel succès ; j'ai trouvé le moyen radical de guérir les flexions ! Un an après, ma cliente vint me voir : *elle avait l'utérus aussi courbe qu'auparavant.* Si l'on connaissait toutes les observations de ce genre, on ne verrait plus guère de redresseurs de l'utérus. Il est vrai qu'aujourd'hui on raccourcit les ligaments ronds ! Ainsi, voilà une femme qui a eu l'utérus redressé par la grossesse, les tissus sont ramollis, modifiés, puis reviennent à leur organisation première. Mais est-il resté droit ? Pas du tout. Un an après, le voilà revenu en rétroflexion, ce qui n'a pas empêché la dame de redevenir enceinte deux autres fois en trois ans et demi. Je l'ai accouchée trois fois en tout, malgré sa rétroflexion qui se reproduisait après chaque grossesse. »

Nous avons tenu à reproduire les faits avancés par M. Pajot parce qu'ils montrent toute l'importance qu'on doit attacher à l'atrésie cervicale et aux déplacements utérins dans le traitement de la stérilité.

Les gynécologistes français ne sont pas du reste les seuls à reconnaître l'importance de ces facteurs mécaniques dans l'étiologie de la stérilité. Graily Hewitt, professeur des maladies des femmes au Collège de l'Université de Londres, s'exprime ainsi : « Si, dans certains cas, la stérilité chez les femmes, est due à des condititions défavorables à la conception, le traitement démontre que l'imperméabilité du canal utérin en est une des causes les plus communes. Un état anormal des ovaires, des trompes, du corps de l'utérus peut causer la stérilité, mais il est difficile de le reconnaître, tandis qu'on peut examiner le canal cervical. D'ailleurs le succès des méthodes qui s'appliquent au traitement de ce canal justifie l'attention dont cette portion de l'utérus a été l'objet. »

Math. Duncan cependant, tout en reconnaissant que la dilatation du canal cervical est suivie de nombreux succès, ne croit pas qu'elle en soit la cause, par la raison que l'obstruction n'existe pas. Mais Graily Hewitt a recueilli des faits cliniques lui montrant que les flexions utérines sont des causes réelles d'obstruction qui mettent un obstacle à la fécondation. L'état du tissu utérin rend cette obstruction plus ou moins rebelle et permanente ; si, par exemple, la flexion a été de longue durée, le tissu est devenu dur, épais et immobilise en conséquence l'organe dans sa position vicieuse. Dans les cas de flexion aiguë, au contraire, il y a bien adossement des parois utérines, mais la sonde peut pénétrer et il n'y a pas d'obstruction, car l'organe peut encore se redresser pendant le coït. Ce redressement sépare les parois rapprochées et l'obstruction disparaît en même temps. Ce phénomène disparaît lorsque la flexion permanente a entraîné la rigidité des tissus.

On voit donc que la flexion utérine ne supprime pas nécessairement la perméabilité du canal, et que le facteur le plus important est non pas cette lésion, mais son irréductibilité.

C'est précisément dans les cas où l'utérus infléchi a perdu sa souplesse, que l'on observe surtout la stérilité. D'un autre côté, la conception peut se faire si l'on prend à temps les moyens appropriés. La dilatation du col utérin agit surtout en produisant le redressement.

G. Hewitt a recueilli un certain nombre d'observations sur ce sujet ; il les a divisées en plusieurs séries, suivant que la stérilité est primitive ou secondaire ; dans ce dernier cas, la femme a eu un enfant, mais n'en a pas eu d'autre ; dans le premier cas, il peut y avoir eu conception, seulement la grossesse s'est terminée par une fausse couche.

Sur dix cas de rétroflexion observée par Herwit, trois femmes n'eurent jamais d'enfants, deux avortèrent une fois et cinq autres après avoir eu un enfant restèrent stériles pendant plusieurs années et guérirent par le traitement appliqué à la flexion.

Pour les antéflexions, on comptait neuf cas de stérilité primitive guérie par le traitement, trois cas avec grossesse suivie d'avortement, et huit cas de stérilité secondaire guérie par le redressement ou la dilatation partielle du canal cervical.

La stérilité n'est pas rare chez les femmes sujettes aux fausses couches ; ce fait est important à noter. La déformation de l'utérus est le plus souvent la cause de l'avortement et empêche l'organe de se développer avec le produit de la conception.

On voit donc que la stérilité par obstruction mécanique de cause utérine est de beaucoup la plus fréquente. C'est ce qui explique les développements que nous donnons au traitement des différentes variétés de sténose du col et de flexions utérines envisagées à ce point de vue spécial ainsi qu'aux anomalies (conicité, etc.). L'état actuel de nos connaissances gynécologiques nous permet de considérer le traitement de la stérilité comme plus chirurgical que médical.

TRAITEMENT DE LA STÉNOSE CERVICALE.

De toutes les formes de sténose l'*atrésie congénitale*, de beaucoup la plus fréquente, siège d'habitude à l'orifice externe et dans la portion cervicale du canal. Cette variété d'obstruction diffère ainsi de celle qui résulte de la flexion utérine et dont le siège est habituellement au point de réunion du corps et du col. Le col a le plus souvent la forme conique que nous décrirons plus loin. A l'examen du spéculum, on aperçoit l'orifice cervical qui se présente sous la forme d'un point ou d'un trou d'aiguille.

Il est parfois très difficile de pénétrer dans la cavité cervicale avec l'hystérectomètre. Dans quelques cas on ne parvient à introduire qu'une fine bougie et après de nombreuses tentatives infructueuses.

Cathétérisme utérin.

Le cathétérisme utérin demande, du reste, pour être pratiqué, une certaine habitude. On trouvera dans tous les *Traités de gynécologie*, les règles qui doivent présider à cette petite opération (1). Nous recommandons toutefois de ne pas employer les sondes rigides et de veiller à l'antisepsie de l'instrument qu'on emploie. Nous avons fait construire une sonde utéromètre à extrémité flexible qui, même employée par des mains inexpérimentées, ne peut jamais blesser. Cet hystéromètre ne permet pas cependant de se rendre compte de la direction de la cavité utérine. On emploiera alors, après s'être assuré de la perméabilité du canal avec l'instrument que je viens de décrire (fig. 7) l'hystéromètre flexible de Sims (fig. 8) dont on aura soin de modifier la courbure d'après la direction supposée de la cavité utérine. On a préconisé une sonde utéromètre en baleine (fig. 9), mais nous préférons les hystéromètres métalliques à tige flexible.

Lorsqu'il existe de la sténose on trouve, parfois, après avoir franchi le point rétréci, la cavité cervicale distendue et pyriforme. Cette distension est la conséquence de l'accumulation du sang pendant la période menstruelle. On sait que la sténose cervicale détermine non

(1) Vulliet et Lutaud. Leçons de gynécologie opératoire. Le catéthérisme utérin. Un volume in-8° de 500 pages, 2e édition. Paris 1890.

seulement la stérilité, mais encore la variété de dysménorrhée que certains auteurs ont désignée sous le nom de dysménorrhée obstructive ou mécanique.

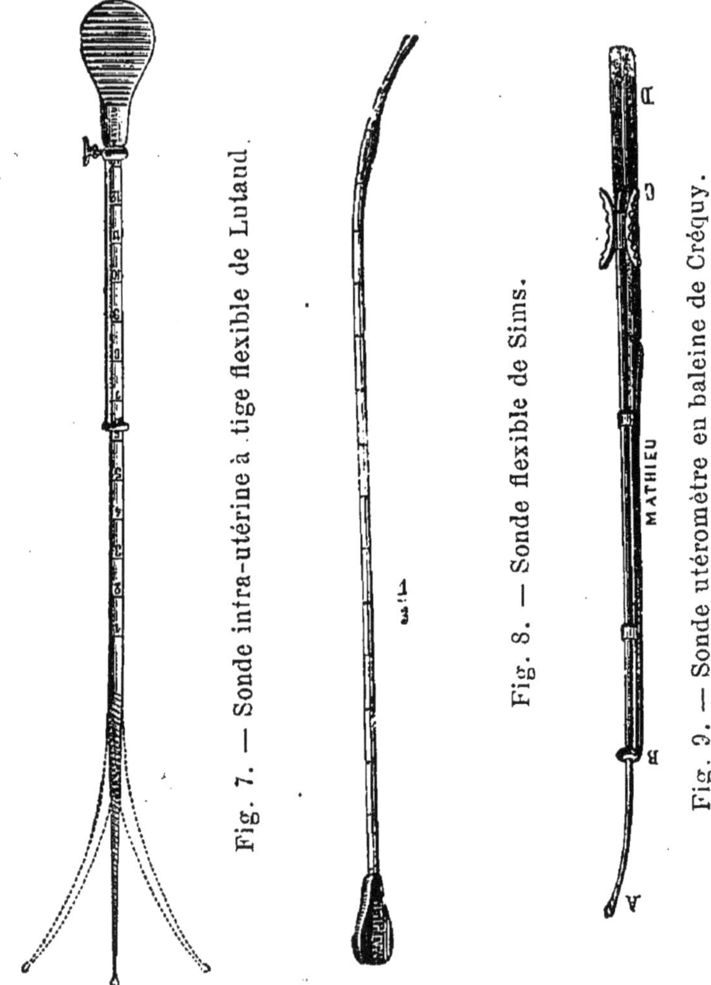

Fig. 7. — Sonde intra-utérine à tige flexible de Lutaud.

Fig. 8. — Sonde flexible de Sims.

Fig. 9. — Sonde utéromètre en baleine de Créquy.

Le *traitement* de la sténose cervicale est essentiellement opératoire. Il comporte deux méthodes distinctes :

a) la dilatation graduelle ;

b) la discision.

DILATATION DE LA CAVITÉ UTÉRINE.

L'application de la dilatation utérine au traitement de la stérilité a été préconisée par tous les gynécologues qui ont reconnu que l'étroitesse de la flexion du canal cervical était un des plus fréquents obstacles opposés à la pénétration du sperme dans l'utérus.

Nous devons donc faire connaître les divers procédés qui ont été préconisés.

Des procédés de la dilatation ordinaire.

Les moyens employés pour opérer la dilatation sont de trois sortes. On se sert :

1° De tentes expansibles, c'est-à-dire de tiges qui gonflent en s'imbibant d'humidité ;

2° De dilatateurs composés de plusieurs branches. Ces dilatateurs sont introduits fermés ; une fois qu'ils ont franchi l'orifice interne, on produit l'écartement de leurs branches.

3° De bougies de calibres différents. On remplace immédiatement la bougie que l'on retire par une autre d'un diamètre plus fort, jusqu'à ce que l'on obtienne l'ampliation voulue du canal utérin.

Enfin, au début ou dans le cours d'une dilatation, on peut être dans la nécessité de se servir d'instruments tranchants pour diviser des strictures siégeant aux orifices ou le long du canal de l'utérus. On se sert, pour cela, du bistouri ou de métrotomes à lames cachées. (Voy. plus loin *discisions*).

Les substances dont on se sert pour confectionner les tentes dilatatrices les plus usitées sont : l'éponge comprimée, la *laminaria digitata* et le tupeto.

L'éponge. On taille dans une éponge fine et souple un cône arrondi de 5 à 6 centimètres de hauteur, d'un diamètre variable suivant le degré de dilatation que l'on veut obtenir et suivant la largeur du canal auquel on la destine (de 1 à 5 centimètres de diamètre à la base) ; l'éponge doit être lavée et débarrassée de tout corps étranger, puis elle sera trempée dans une solution forte de sublimé ou d'acide phénique. Une fois parfaitement propre et désinfecté, le cône sera traversé, du milieu de sa base au milieu de son sommet, par un fil de fer poli, une aiguille à tricoter par exemple ; on l'immerge ainsi embroché dans une solution phéniquée de gomme arabique et on l'enveloppe par des tours de ficelle, bien serrés et contigus les uns aux autres ; on laisse sécher et quand la dessiccation est complète on déroule la ficelle, on égalise la surface avec du papier de verre ou avec une lime.

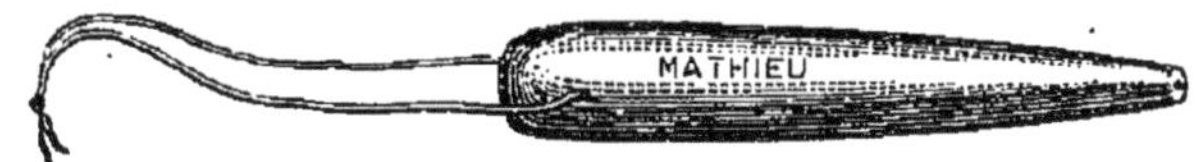

Fig. 10. — Eponge préparée pour la dilatation intra-utérine.

Les éponges de la préparation desquelles on est absolument sûr sont seules recommandables. On trouve dans le commerce des éponges qui ne sont pas suffisamment aseptiques ou qui, faites de plusieurs morceaux, se dissocient dans l'utérus.

L'introduction des éponges est souvent difficile : 1° parce que l'extrémité n'est pas assez rigide ; on lui donne plus de consistance en la carbonisant légèrement à la flamme d'une lampe à esprit de vin ; 2° parce que, n'étant pas susceptible de recevoir le poli, la surface ne glisse pas contre les parois utérines ; elle se grippe contre elles et souvent on ne peut pas franchir d'emblée l'orifice interne.

Pour dilater l'utérus jusqu'au fond, il faut souvent faire plusieurs applications d'éponges successives ; faire, en un mot, de la dilatation progressive. Or, ces applications successives peuvent donner lieu à des accidents septiques.

Je n'emploie l'éponge que lorsque une seule tente me donne d'emblée la dilatation voulue. Dans le cas contraire, je préfère recourir à d'autres procédés ou laisser écouler quelques jours entre chaque application d'éponge conservant la dilatation obtenue par un tamponnement intra-utérin au coton iodoformisé.

En se dilatant, l'éponge pénètre dans les replis de l'arbre-de-vie ; elle devient difficile à retirer sans arracher des lambeaux de muqueuse.

Il est imprudent de laisser l'éponge dans l'utérus plus de 8 à 10 heures.

Avant de pratiquer les manœuvres pour lesquelles on a dilaté et après les avoir terminées, il faut faire une injection au sublimé (solution au millième).

La laminaria-digitata double de volume au bout de 8 à 12 heures quand elle a été exposée sèche à l'influence de l'humidité.

Les tentes que l'on fabrique avec cette substance se présentent sous forme de tiges dures compactes et polies.

Elles sont pleines ou excavées. Les tentes excavées gonflent plus rapidement.

Bien que le bois soit plus facile à nettoyer et à stériliser que l'éponge, j'ai l'habitude, avant d'introduire une tige de laminaria, de la racler avec un éclat de verre, j'enlève ainsi la

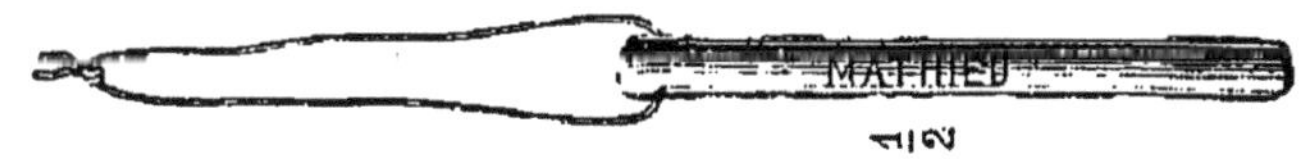

Fig. 11.— Tige de laminaria pour la dilatation intra-utérine.

couche externe qui a été exposée à l'air et aux contacts suspects.

Je l'immerge rapidement dans une solution antiseptique et je l'introduis immédiatement après.

On peut imprimer aux tiges de laminaria une légère courbure qui souvent facilite leur pénétration.

La laminaria glisse facilement jusqu'au fond de l'utérus ; elle n'entame pas l'épithélium comme le fait l'éponge ; elle présente des dangers moindres au point de vue de l'infection. Quand on la retire, on trouve souvent, au niveau du point qui était en contact avec l'orifice interne, un collet qui parfois rend le retrait difficile.

On peut obtenir une dilatation considérable en introduisant simultanément plusieurs petites tiges de laminaria les unes à côté des autres.

Les tentes de gros diamètre qu'on trouve dans le commerce sont loin de se gonfler proportionnellement autant que les petites. Il est préférable d'employer les petites et d'en réunir un certain nombre en une sorte de faisceau lorsqu'il est nécessaire d'obtenir une dilatation plus considérable.

Je préfère de beaucoup la laminaria à l'éponge. Elle pénètre plus facilement, elle donne une dilatation plus régulière et plus profonde d'emblée, elle est plus facile à retirer.

C'est surtout en se plaçant sur le terrain de l'application de la plus rigoureuse antisepsie qu'on doit préférer la laminaria. Quelles que soient les précautions prises on ne peut jamais considérer l'éponge préparée comme *absolument* aseptique.

Dilatation par la méthode de Vulliet.

Dans un certain nombre de cas la dilatation pratiquée avec l'éponge ou la laminaire ne persiste pas assez longtemps ou n'est pas obtenue d'une façon assez complète.

Nous conseillons dans ces cas d'appliquer la méthode du professeur Vulliet (fig. 12) qui peut du reste se combiner avec les procédés de la dilatation que nous venons de décrire.

Cette méthode consiste à introduire chaque jour dans la cavité utérine des tampons d'ouate iodoformée dont on augmente graduellement le nombre et le volume.

La préparation spéciale de ces tampons consiste à les plonger dans une solution éthérée d'iodoforme et à laisser sécher ; l'éther s'évapore ; quant à l'iodoforme, il reste disposé d'une façon parfaitement uniforme sur toute la

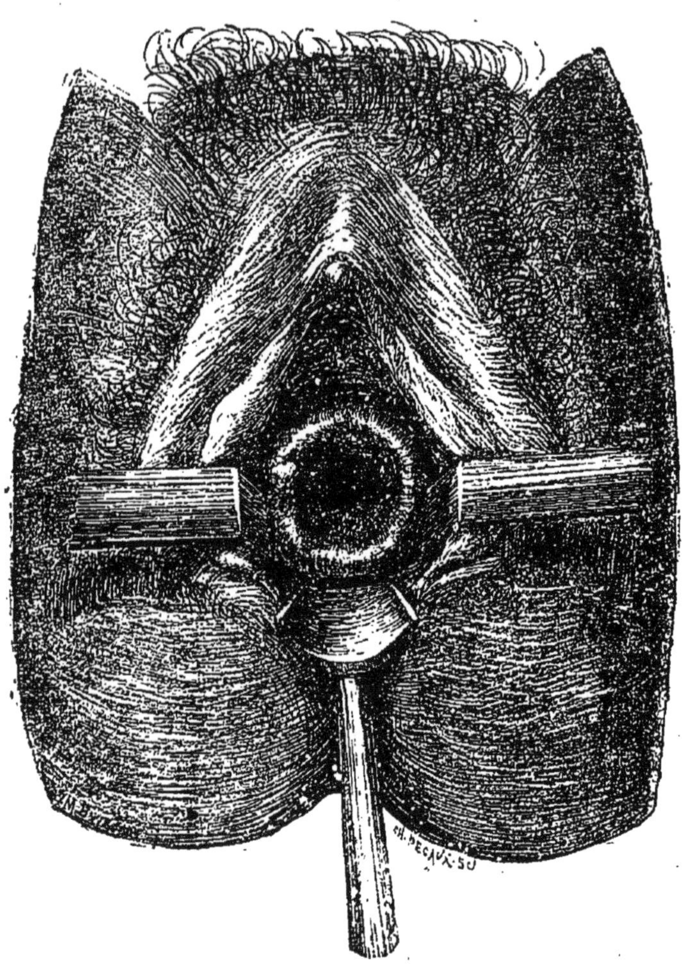

Fig. 12. — Dilatation du col utérin par le procédé de Vulliet. (Le col est entièrement dilaté).

périphérie du tampon. Grâce aux propriétés filtrantes du coton, l'iodoforme reste tout entier à la surface, on peut s'en convaincre en coupant un tampon par le milieu; il est parfaitement blanc intérieurement.

Plus on place de tampons dans l'utérus, plus on y introduit aussi d'iodoforme, c'est-à-dire d'une substance susceptible de provoquer des accidents. C'est pour cela qu'il faut recourir à des solutions d'autant plus étendues que l'obturation comportera davantage de coton. Mes solutions les plus fortes sont de 1 sur 10, les plus faibles de 1 sur 30 d'éther.

On ne se servira dans aucun cas de tampons encore humides, parce que le contact de l'éther est douloureux et irritant pour les parties profondes de la cavité et parce que l'iodoforme à l'état de dissolution se trouve dans des conditions favorables à une absorption très rapide et excessive.

Quand on est pris au dépourvu, on peut plonger des tampons dans la solution d'éther, les prendre par l'extrémité des fils et leur faire décrire en l'air un moulinet, jusqu'à ce qu'ils soient tout à fait secs.

On conserve les tampons dans des flacons bouchés ; une étiquette indique leur degré d'iodoformisation.

Technique de la dilatation par le procédé de Vulliet.

On place toujours le sujet dans la posture génu-pectorale et on relève le périnée avec une valve aussi large que possible.

Le col se place ordinairement d'emblée dans l'axe voulu ; s'il n'est pas bien orienté on déprime les parois vaginales au moyen d'une valve plate, longue et mince, de façon à avoir l'orifice externe bien en vue. Cette valve suffit comme moyen de fixation ; elle remplace avec avantage les instruments à griffes.

On opérera sur une table haute, en face d'un bon jour, et on apprendra au sujet à mouvoir son siège au commandement selon les besoins de l'éclairage.

Une fois la malade en position, on explore le canal utérin pour déterminer son calibre et sa direction ; si le canal utérin est élargi, on peut d'emblée commencer la dilatation par l'introduction des tampons. S'il est rétréci, tortueux ou angulaire, il faudra différer l'obturation jusqu'à ce qu'on l'ait rectifié, recalibré et élargi.

Cette dilatation préliminaire doit être poussée jusqu'au degré où les petits tampons peuvent pénétrer facilement jusqu'au fond de la cavité. L'effet doit résulter non de l'action isolée de chaque tampon, mais de la distension produite par l'accumulation des tampons.

Une petite tige de laminaria ou le cathétérisme progressif réussira à donner au canal utérin la perméabilité nécessaire. Il arrive quelquefois que des tumeurs (des fibromes du segment inférieur surtout) dévient et refoulent le col de telle façon qu'il devient inaccessible ; il est évident qu'il est impossible, en pareil cas, d'introduire des corps étrangers dans l'utérus.

Une pince à pansements courbe, longue et mince, sert à saisir le tampon et à le porter sur l'orifice externe, puis une fois fermée, à le pousser jusqu'à une certaine profondeur dans le col.

Quelquefois il s'enrobe de mucosités qui le rendent glissant, les contractions utérines l'expriment au dehors et il ressort à côté de la pince.

On sacrifie quelques tampons jusqu'à ce que la cavité soit essuyée.

La pince doit porter sur le milieu et non sur les côtés du tampon. On la maintiendra en contact avec lui jusqu'à ce que toute la contraction ait cessé.

Quand le tampon est bien engagé et fixé, on prend un cathéter rigide ou une sonde utérine pour le pousser jusqu'au fond ; la pénétration du fil nous avertit que le tampon chemine devant la sonde.

Quelquefois il faut l'action alternative de deux sondes se dégageant l'une l'autre du contact du coton pour qu'il puisse arriver jusqu'au fond de la cavité.

Après un premier tampon j'en introduis un second, et ainsi de suite, jusqu'à ce que la cavité soit bourrée jusqu'à l'orifice externe. Je procède comme le dentiste qui fait l'obturation d'une dent creuse.

Je laisse ces tampons à demeure pendant 48 heures. Ils n'occasionnent en général aucun inconvénient ; les malades n'ont même pas besoin de garder le lit.

Sans leur permettre la station debout prolongée ou des exercices violents, je les laisse marcher tranquillement dans leur chambre.

Mais il est essentiel de placer les malades dans la position génu-pectorale. La position française ne convient nullement pour cette opération qui devient alors très douloureuse et presque impraticable.

On a reproché à la méthode de Vulliet d'être un peu douloureuse, cela est vrai dans quelques cas de sténose ; mais, en géneral, ce traitement est assez bien supporté.

Au bout de 48 heures après le premier tamponnement, l'utérus s'est ramolli, ses parois sont devenues flasques et extensibles ; je retire la première tamponnade et j'en place immédiatement une seconde plus volumineuse.

A mesure que la cavité utérine s'agrandit, on se préoccupera de la forme de la dilatation. Si l'on a en vue un simple examen par le doigt, un calibre à peu près uniforme suffit ; mais si l'on se propose d'inspecter avec la vue l'intérieur de l'utérus, on cherchera d'emblée à donner à la cavité une forme évasée.

Dès le début, on disposera les tampons de telle sorte que leur agglomération forme un cône dont le sommet regarde le fond de l'utérus.

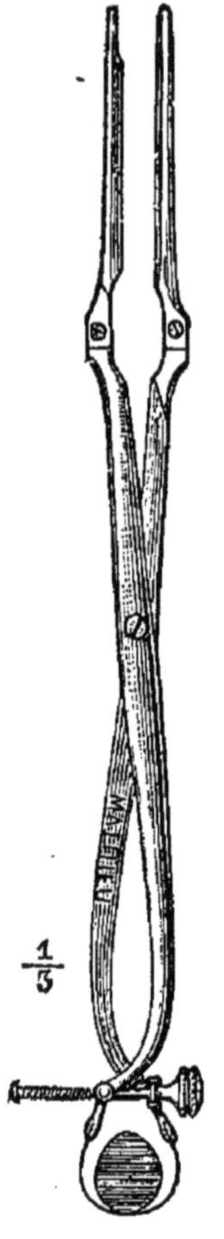

Fig. 13.— Dilatateur utérin de Pajot.

Pour arriver à mettre plusieurs tampons les uns à côté des autres à un même niveau, on retient les premiers placés par leur fil, pendant qu'on insinue les suivants à côté d'eux, à la hauteur voulue.

Plus la cavité utérine est profonde, plus sa direction est inclinée, plus les lèvres du col sont volumineuses, plus la dilatation présentera de difficultés.

Quand les tissus utérins ne sont pas altérés, la dilatation du segment inférieur est plus longue à obtenir que celle du segment supérieur. La résistance est quelquefois telle que l'obturation seule est impuissante à la vaincre.

Mais il n'est pas nécessaire de dilater l'utérus à ce degré lorsqu'on a simplement en vue le traitement de la sténose cervicale. Ce degré de dilatation plus considérable peut être utile lorsqu'il s'agit d'explorer la cavité utérine ou pour pratiquer l'extraction de néoplasmes.

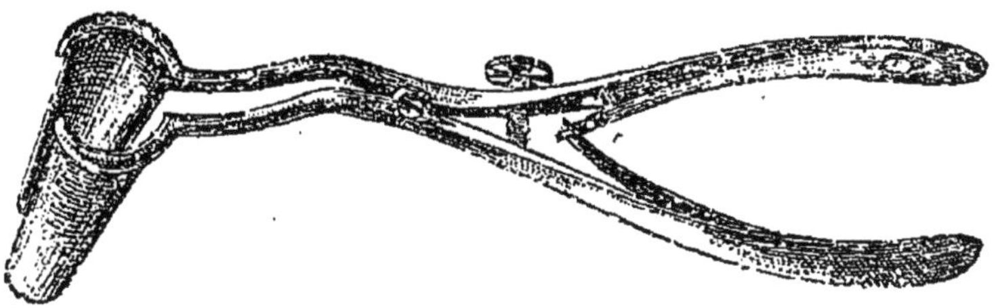

Fig. 14. — Spéculum intra-utérin de Vulliet.

Une fois l'utérus complètement dilaté, ce qui demande 6 à 8 séances de tamponnement, on

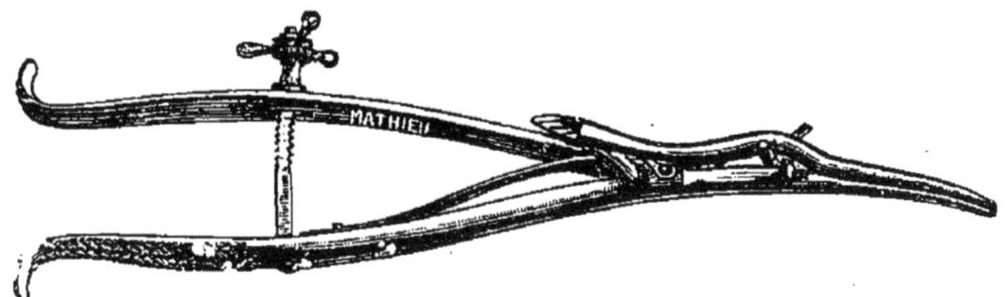

Fig. 15. — Dilatateur utérin de Sims.

peut examiner l'intérieur de la cavité à l'aide d'un spéculum spécial (fig. 14).

Emploi des dilatateurs mécaniques.

On peut encore employer pour la dilatation

les appareils mécaniques notamment ceux de Pajot, de Huguier, à trois valves, et de Sims;

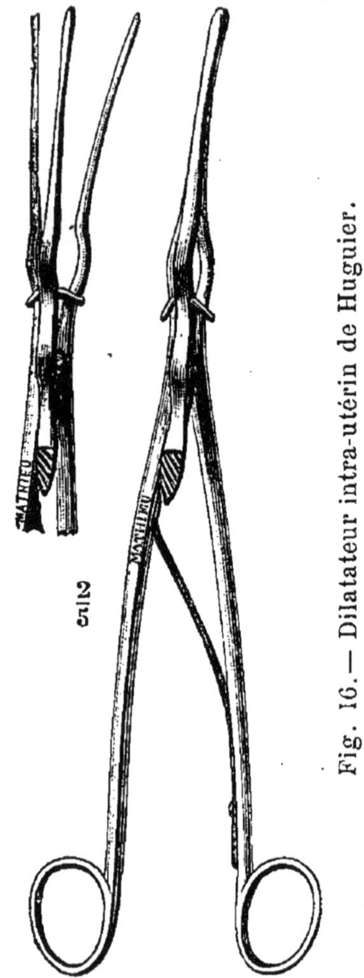

Fig. 16. — Dilatateur intra-utérin de Huguier.

mais nous avons déjà fait ressortir les inconvénients que présentent ces instruments qui substituent la force mécanique à l'action plus mesurée de la main. Pour toutes ces raisons nous préférons la dilatation de Vulliet.

TRAITEMENT DE LA STÉNOSE PAR LA DISCISION.

Elle se pratique avec le métrotome à lame cachée de Simpson, avec l'utérotome de Sims (fig. 17) ou, plus simplement, avec le bistouri ordinaire ou des ciseaux. Kuchenmeister a proposé des ciseaux spéciaux dont une des pointes est disposée de façon à pénétrer facilement dans le col.

Quel que soit l'instrument employé, il faut au préalable obtenir un degré de dilatation suffisant pour introduire soit le métrotome, soit la pointe des ciseaux de Kuchenmeister.

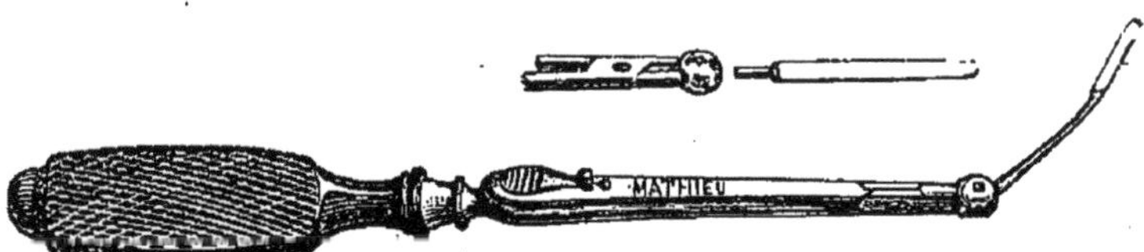

Fig. 17. — Utérotome de Marion Sims avec lames de différentes formes.

On introduira d'abord une tige de laminaire en se conformant aux instructions que nous avons données à propos de la dilatation.

Nous avons dit que le métrotome est un bistouri à lame cachée analogue à l'utérotome. Un écrou placé près de la poignée permet de faire sortir la lame lorsqu'on retire l'instrument.

Le *métrotome* est simple (modèle de Simpson), ou double (modèle de Greenhalg). Le premier doit être introduit deux fois lorsqu'on désire obtenir une incision bilatérale, ce qui est toujours préférable lorsqu'on pratique la discision dans un cas d'atrésie congénitale. Cette réintroduction de l'instrument n'est pas nécessaire avec le métrotome double ; c'est pour cette raison que nous lui donnons la préférence.

Manuel opératoire : La tige étroite qui termine l'instrument et contient la lame cachée est introduite dans l'orifice cervical. Une fois cette introduction faite à la profondeur voulue, on fait saillir les lames au moyen du mécanisme placé dans le manche et les incisions se font par le simple retrait de l'instrument.

La figure 18 représente l'aspect de l'incision avec le métrotome double et la fig. 19 indique la partie du col sur lequel porte l'incision.

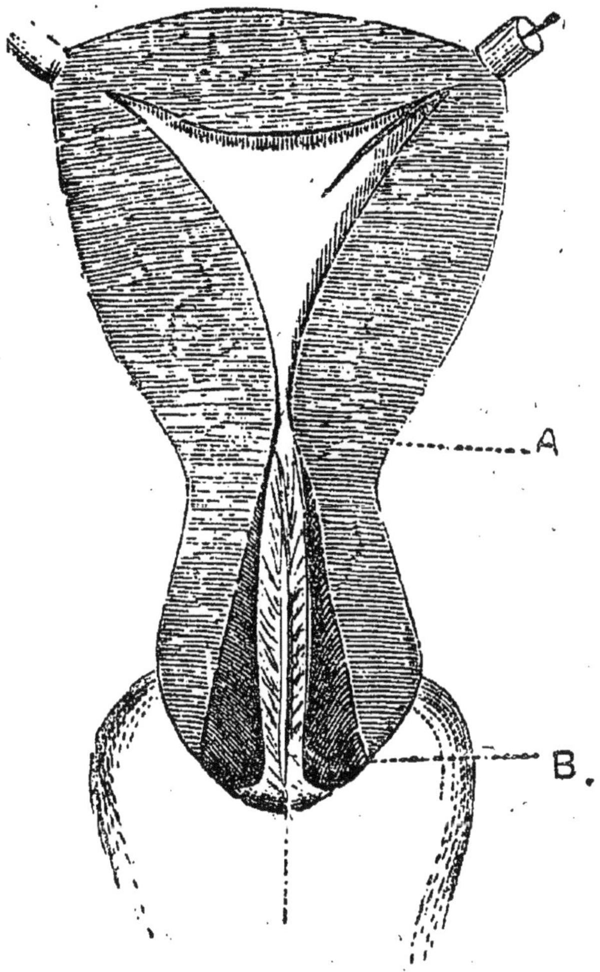

Fig. 18. — Discision de l'orifice externe avec le métrotome : A, orifice interne : B, points sur lesquels porte l'incision.

On a critiqué le métrotome à lame cachée. Cet instrument, a-t-on dit, coupe brutalement les tissus. L'habileté manuelle de l'opérateur est remplacée par l'action mécanique de l'instrument. On peut produire des désordres étendus et même pénétrer dans le péritoine. On expose les malades aux accidents septiques.

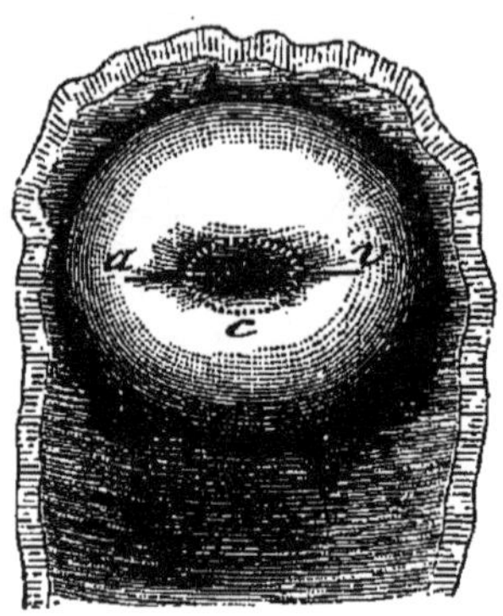

Fig. 19. — Sténose cervicale. La ligne indique la partie incisée par le métrotome.

Tels sont les reproches adressés au métrotome. Nous ne les croyons pas fondés, avec cette restriction, toutefois, que *cet instrument ne doit être employé que pour faire disparaître la sténose de l'orifice externe.* On a construit des métrotomes dont la gaine allongée permettait de pénétrer au-delà de l'orifice interne et d'en pratiquer la section. Un tel instrument peut être dangereux, parce que, dans les cas de flexions prononcées, un instrument à deux lames ne respectera pas l'obliquité de l'organe et coupera les tissus à des profondeurs inégales. Un tel reproche ne saurait s'adresser au métrotome appliqué à la discision de l'orifice externe.

La *discision* avec des ciseaux ne présente aucune particularité spéciale. Nous avons dit que les ciseaux de Kuchenmeister présentaient cet avantage que le crochet de la lame externe saisissait le col et s'opposait à son glissement après la section.

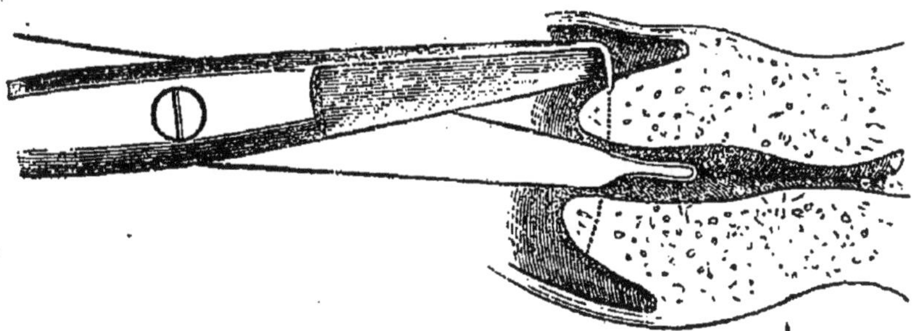

Fig. 20. — Discision du col avec les ciseaux de Kuchenmeister.

Pour pratiquer la discision avec les ciseaux, la malade sera placée dans la position de Marion Sims ou dans la position génu-pectorale. Après avoir introduit une valve de Sims ou de Simon, on saisit le col avec une pince à griffes et on l'amène à la vulve. Il est alors facile de

8

pratiquer la section. On introduit la longue lame des ciseaux aussi profondément que le comporte la longueur des culs-de-sac. Après avoir sectionné un des côtés, on introduit de nouveau l'instrument pour répéter la même opération du côté opposé. Les plus grandes précautions antiseptiques devront être prises. Nous conseillons même de pratiquer l'opération sous le jet d'une douche vaginale.

Procédé de Marion Sims pour la discision.

Dans les cas où la sténose cervicale est accompagnée d'une flexion très prononcée, la discision avec le bistouri ou le métrotome par les procédés que nous venons de décrire est souvent insuffisante pour faire disparaître la dysménorrhée et par suite la stérilité.

La dysménorrhée persiste parce qu'elle est alors la conséquence de l'incurvation du canal qui accompagne nécessairement les flexions. Si on prend un tube flexible du volume du canal cervical et qu'on le courbe comme on le voit dans les fig. 21 et 24, les deux surfaces concaves et convexes nécessairement appelées à presser l'une contre l'autre présentent un obstacle mécanique valvulaire au passage du liquide dans n'importe quelle direction.

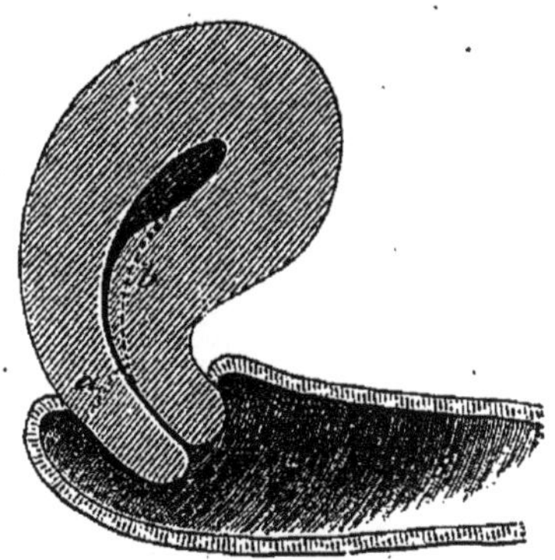

Fig. 21. — Rétroversion produisant la sténose.

Il suffit de se reporter à ces deux figures (21 et 22) pour voir qu'une simple incision bilatérale ne peut élargir le canal que transversalement et que les rapports des deux surfaces opposées ne peuvent être modifiées par cette opération.

C'est pour obvier à cette disposition, qui est très fréquente, que Marion Sims avait proposé pour le traitement de la sténose produite par *l'antéversion*, la section de la portion du col située entre l'orifice externe et l'insertion vaginale. De cette manière le canal cervical se trouve amené à suivre une direction à peu près rectiligne, comme cela est indiqué dans la figure 24.

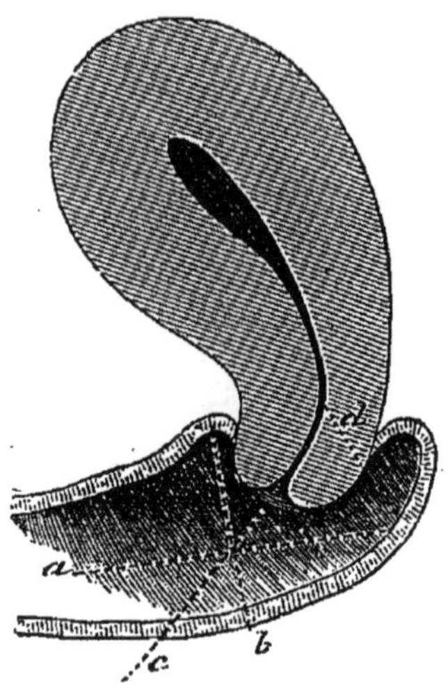

Fig. 22. — Antéflexion produisant la sténose.

L'opération se pratique de la manière suivante pour l'*antéversion*. Après avoir placé la malade dans la position de Marion Sims et appliqué la valve, on saisit la lèvre antérieure au moyen du ténaculum ; on coupe avec les ciseaux la lèvre postérieure aussi haut que le permet l'instrument.

Introduisant alors dans la cavité utérine le bistouri articulé de Marion Sims, on coupe les tissus de manière à redresser le canal dans sa partie supérieure et à faire disparaître l'obstacle mécanique qui résulte de sa courbure,

Le manuel opératoire que nous venons de décrire est applicable aux courbures et aux sténoses produites par l'antéversion. Il est, en somme, assez délicat dans son application, et demande une certaine habileté opératoire. Il a donné, entre les mains de Marion Sims et d'Emmet (1), d'excellents résultats.

Soins consécutifs. — Quel que soit l'instrument employé pour pratiquer la discision, la malade doit être l'objet de soins consécutifs qui présentent quelque importance.

Aussitôt après l'incision, nous conseillons de pratiquer le tamponnement de la cavité in-

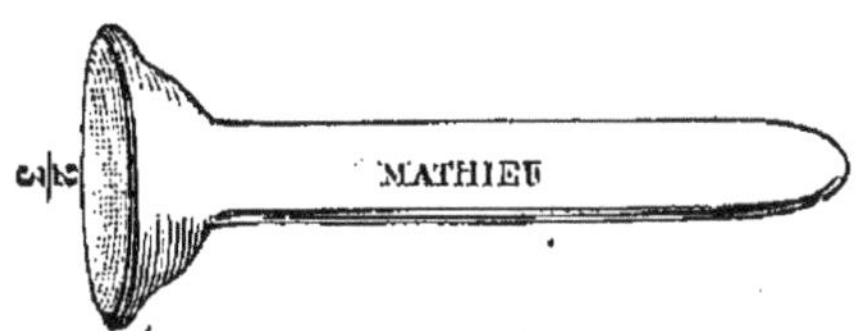

Fig. 23.— Tube dilatateur en verre de Sims pour maintenir la dilatation après la discision.

cisée avec de petits tampons iodoformés qu'on laisse en place 24 ou 48 heures. Marion Sims et Gaillard-Thomas appliquaient un petit tube de verre dans la cavité cervicale (fig. 23).

(1) Emmet, *La pratique des maladies des femmes, ouvrage traduit sur la 3e édition, par Ad. Olivier.* Paris, 1887.

Nous avons renoncé depuis quelques années à ce tube, ayant reconnu que les petits tamponnements à la gaze iodoformée amenaient d'une façon suffisante le maintien de la dilatation.

Quelques chirurgiens se sont élevés avec beaucoup d'énergie contre la discision du col dans la sténose. Scanzoni prétendait notamment que l'opération sanglante n'était pas nécessaire, puisqu'on pouvait obtenir la dilatation graduelle par la laminaire.

Nous avons pratiqué la dilatation et la discision un nombre de fois assez considérable pour formuler une opinion sur la valeur comparative de ces deux opérations.

La dilatation, pour donner des résultats satisfaisants avec la laminaire, demande souvent plusieurs semaines pour être complète et surtout permanente. Je l'ai pratiquée, il y a deux ans, sur une malade, pour un cas de dysménorrhée ; le doigt pénétrait dans l'utérus, et les symptômes douloureux avaient cessé pendant les menstruations qui suivirent. Un an plus tard, j'ai revu cette même malade, qui avait été reprise de ses douleurs menstruelles. A l'examen j'ai constaté que le rétrécissement s'était produit de nouveau. J'ai dû pratiquer la discision. Nous pourrions citer plusieurs cas analogues.

ALLONGEMENT DU COL. — AMPUTATION DU COL.

L'hypertrophie, ou plutôt l'élongation de la portion vaginale du col utérin si bien décrite

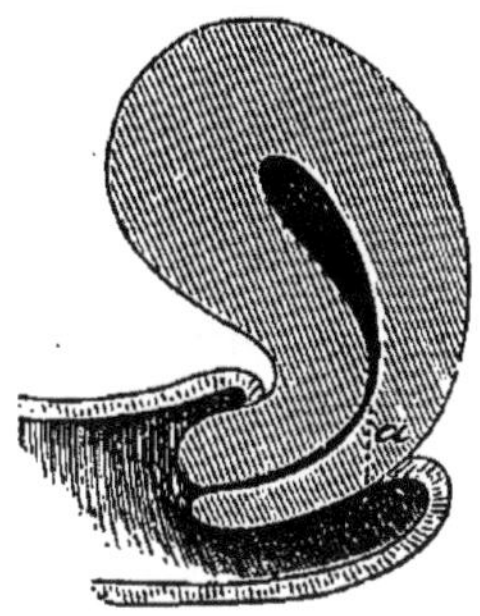

Fig. 24. — Allongement du col utérin déterminant une fausse route vaginale. Il existe en *a*, une courbure produisant la sténose.

par Huguier (1), doit figurer parmi les causes de la stérilité. Elle est susceptible d'un traitement opératoire et nous permet de décrire ici une opération qui a joui autrefois d'une grande vogue et qui n'est plus guère ap-

(1) Huguier, *Mémoire sur les allongements hypertrophiques du col de l'utérus dans les affections désignées sous le nom de descente, de précipitation de cet organe et sur leur traitement* ; 1866.

plicable aujourd'hui que dans l'allongement hypertrophique. Nous voulons parler de l'*am-*

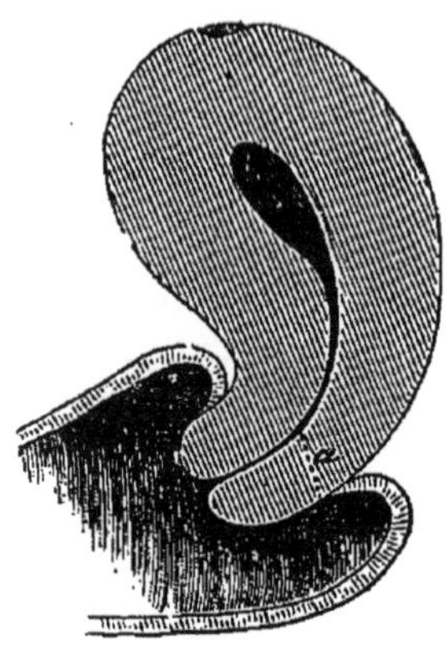

Fig. 25. — Allongement du col utérin. Fausse route vaginale en *a*.

putation du col. Cette opération doit faire place à des opérations plus radicales lorsqu'on

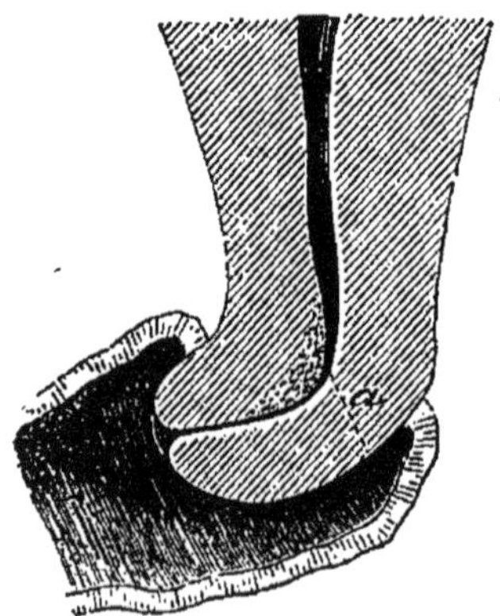

Fig. 26. — Allongement hypertrophique portant principalement sur la lèvre postérieure.

se trouve en présence d'un épithélioma bien constaté.

L'allongement qui nous occupe ne saurait être confondu avec le prolapsus utérin, qui ne s'observe le plus souvent que chez des femmes âgées et multipares, ni avec l'élongation hypertrophique qui résulte du gonflement produit dans le tissu de l'organe par la persistance de la modification textulaire propre à la grossesse.

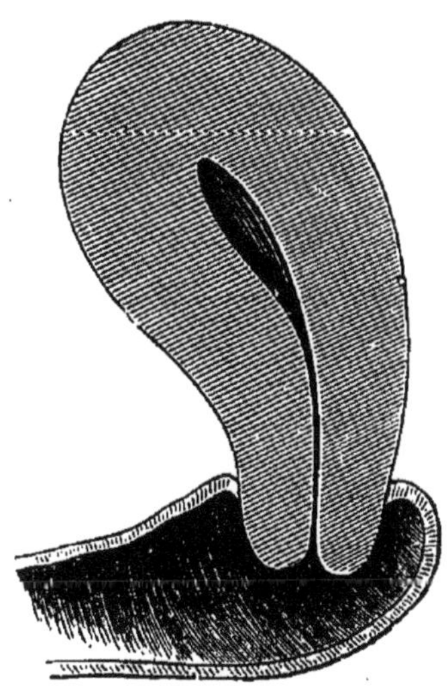

Fig. 27. — Allongement hypertrophique et antéversion.

L'élongation qui nous intéresse au point de vue spécial de la stérilité est presque toujours congénitale. Le col est allongé, mais non boursouflé et épaissi.

L'allongement porte sur les deux lèvres (fig. 24 et fig. 25) ou sur une lèvre seulement (fig. 26). Le plus souvent il coïncide avec un certain degré d'antéversion (fig. 24) et, plus rarement, avec la rétroflexion (fig. 28).

Le mécanisme qui détermine la stérilité dans l'élongation simple du col s'explique de deux façons : par la conicité du col que nous avons déjà décrite et surtout par la production des *fausses routes vaginales* sur lesquelles Pajot a insisté avec raison.

Il est facile, du reste, de comprendre le mécanisme de ces *fausses routes*. Le pénis pénètre dans un des culs-de-sacs soit en avant, soit en arrière ; l'habitude de ce coït défectueux finit par augmenter chaque jour la profondeur de la fausse-route. Comme l'a fort bien dit Pajot, le mari dépasse toujours le but sans jamais l'atteindre. Le sperme est alors déposé dans un des culs-de-sac, le postérieur le plus souvent, et ne pénètre pas dans l'utérus. Les fausses routes vaginales qui accompagnent *toujours* l'élongation du col et *souvent* les déviations utérines sont donc une cause, non de l'*impossi-*

bilité absolue de la fécondation, mais, de la *difficulté de la fécondation* chez les femmes qui présentent cette disposition.

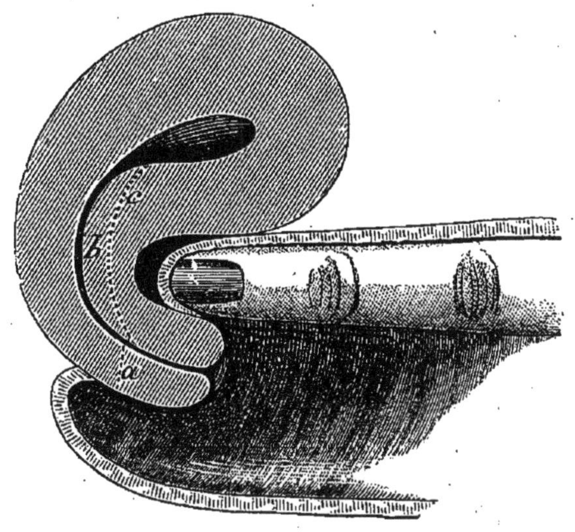

Fig. 28. — Allongement hypertrophique et rétroversion.

Le traitement de l'élongation du col utérin consiste dans l'amputation de la portion vaginale de l'utérus.

AMPUTATION DU COL.

Cette opération fut faite pour la première fois par Ambroise Paré (1), puis par Tulpius,

(1) Ambroise Paré, *Œuvres*, édition Malgaigne. Paris, 1840.

d'Amsterdam (1652), et généralisée en France par Lisfranc et Huguier (1). Nous dirons même que l'abus qui fut fait de cette opération l'avait jetée dans un certain discrédit. Ses indications sont plus restreintes, depuis que l'hystérectomie vaginale offre un traitement plus radical du cancer utérin.

L'amputation du col se pratique avec le bistouri ou avec l'écraseur ou le galvano-cautère.

Amputation avec le bistouri. — On place la malade dans le décubitus latéral gauche, plus commode que la position génu-pectorale pour la pratique de l'anesthésie ; après avoir appliqué le spéculum univalve, on saisit avec le tenaculum ou la pince de Museux et on l'attire doucement à la vulve. On fend alors de chaque côté le col avec le bistouri ou les ciseaux jusqu'auprès de l'insertion vaginale, puis on enlève rapidement la moitié antérieure, puis la moitié postérieure. On obtient ainsi une plaie circulaire représentée par la figure 29.

(1) Huguier. *Mémoire* sur les allongements hypertrophiques de l'utérus. 1860.

Opérer sous une irrigation d'eau tiède phéniquée. Ensuite procéder rapidement aux sutures sans s'inquiéter de l'hémorrhagie. Pour

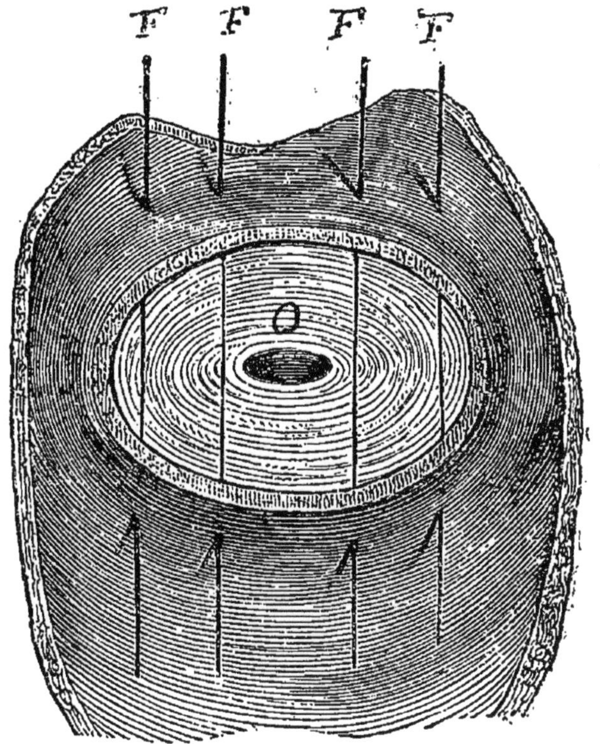

Fig. 29. — Amputation du col. Aspect de la plaie après l'ablation des tissus et la pose des fils. O, orifice du col, F F F F, fils avant la torsion.

cela, on traverse d'avant en arrière les bords de la plaie avec quatre sutures, deux de chaque côté du canal cervical. Nous préférons les sutures métalliques ; mais on peut employer le catgut, la soie de Florence ou tout autre fil approprié.

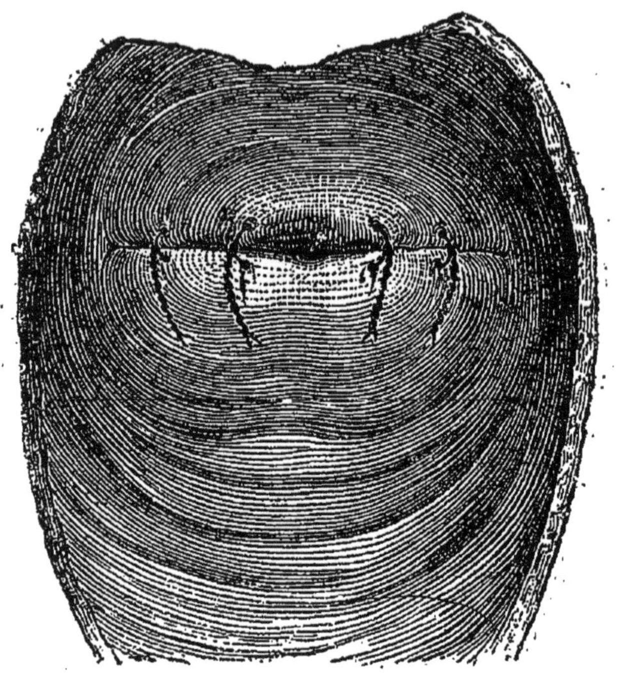

Fig. 30.— Amputation du col. Les sutures sont en place.

On aura soin en ramenant les sutures d'obtenir une coaptation assez complète de la plaie, afin d'arrêter l'hémorrhagie et d'obtenir la réunion immédiate. On pourra même rajouter une ou deux sutures superficielles pour assurer la coaptation des téguments si cela est nécessaire.

Comme dans toutes les autoplasties utérines, les fils seront retirés du huitième au neuvième jour.

Amputation par l'écraseur ou l'anse galvano-caustique.

Avec l'écraseur (ou l'anse galvanique) l'opération est plus facile ; mais elle n'en demande que plus de prudence à cause des dangers auxquels elle expose.

Ces dangers sont de deux sortes : la perforation de la cavité péritonéale et les hémorrhagies secondaires.

L'écraseur, surtout lorsqu'il est manié avec lenteur, comme cela est du reste absolument nécessaire, attire les tissus vers le centre et a une tendance à amputer bien au-dessus du cercle de la chaîne. On a constaté des perforations péritonéales après l'amputation, alors même que la chaîne de l'écraseur n'avait embrassé que le col lui-même.

Le second danger des hémorrhagies secondaires peut être évité lorsque l'écraseur fonctionne avec une extrême lenteur.

C'est pour ces diverses raisons que nous préférons l'*anse galvano-caustique*, qui n'a qu'un

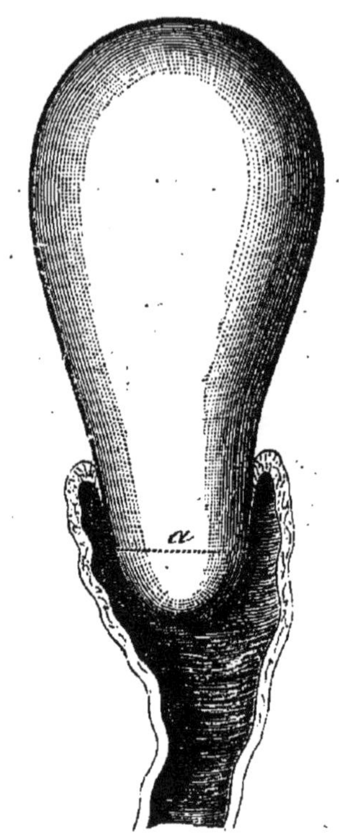

Fig. 31. — Allongement hypertrophique du col. *a*, point où il convient d'appliquer l'anse galvano-caustique pour l'amputation.

inconvénient, celui de nécessiter un appareil assez dispendieux qu'il n'est pas toujours possible de se procurer.

Le seul temps important de l'opération consiste à placer le fil de platine à la base du col utérin, pas trop près du col (fig. 32), de manière à faire disparaître toute crainte de perforation péritonéale ou vésicale.

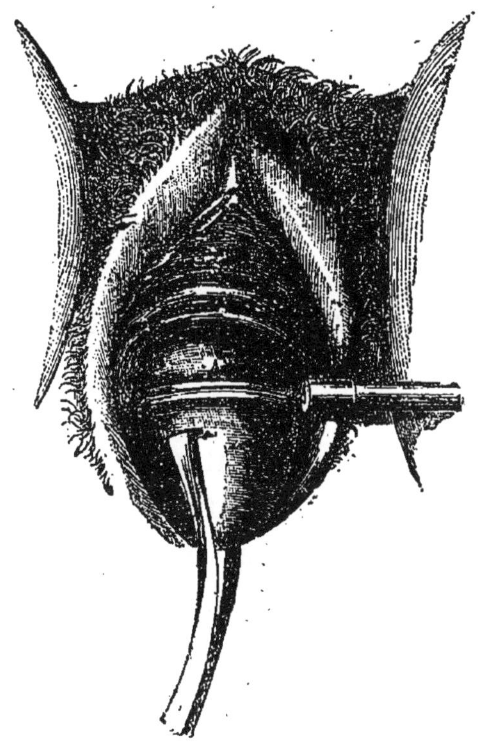

Fig. 32. — Amputation par l'anse galvano-caustique. A, fil mis en place. C, col utérin hypertrophié saisi par une pince.

Ce fil, qui doit avoir de 30 à 40 centimètres de longueur, est recourbé en anse et présenté par la concavité de cette anse à l'extrémité de la vulve pour atteindre le cul-de-sac antérieur.

A ce moment les doigts indicateurs impriment au fil un changement de direction de manière à donner aux deux branches de l'anse une direction perpendiculaire à celle du col utérin et à les faire se rejoindre au niveau du cul-de-sac postérieur. La fig. 32 indique la position de l'anse galvano-caustique avec la section du col.

Le fil sera chauffé au rouge très sombre de façon à opérer la diérèse lentement et à éviter toute hémorrhagie secondaire. Afin de remédier à la difficulté de placer l'anse du fil autour du col, le Dr Le Blond a proposé un spéculum très ingénieux qui permet d'appliquer presque automatiquement le fil sur la base de la portion à amputer.

L'application de cet ingénieux instrument est devenue moins fréquente depuis que les progrès accomplis en gynécologie nous ont permis d'abaisser le col à la vulve dans la grande majorité des cas.

ANOMALIES DE CONFORMATION. — CONICITÉ DU COL.

Depuis les temps anciens, l'attention s'était portée sur les anomalies de conformation du col utérin dans ses rapports avec la stérilité. Hippocrate avait dit :

« Si l'utérus est dans une direction oblique le museau de tanche partage cette obliquité ; le sperme ne pénètre pas dans l'organe et la conception n'a pas lieu (1). »

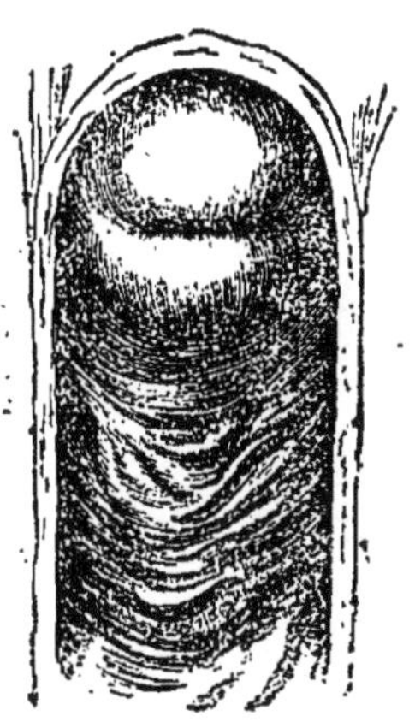

Fig. 33. — Indiquant la forme normale du col (Kisch). L'orifice est longitudinal et suffisamment ouvert.

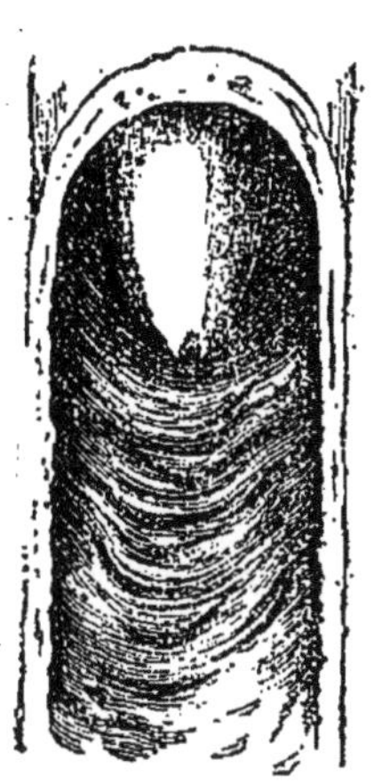

Fig. 34. — Indiquant un col conoïde (Kisch).

Mais l'aphorisme hippocratique était à peu près resté sans application pratique jusqu'à

(1) Hippocrate, *Œuvres*, traduction Littré. Paris, 18e tome.

l'époque toute récente où Marion Sims publia ses premiers travaux en 1866 (1).

Dans ce livre, Marion Sims dit avoir rencontré 175 fois la conicité du col sur 218 femmes stériles et considère cette anomalie comme entraînant presque toujours la stérilité.

D'après ce même auteur, le col utérin ne doit pas mesurer dans sa portion vaginale plus d'un cinquième de la longueur totale de l'organe, c'est-à-dire un quart de pouce.

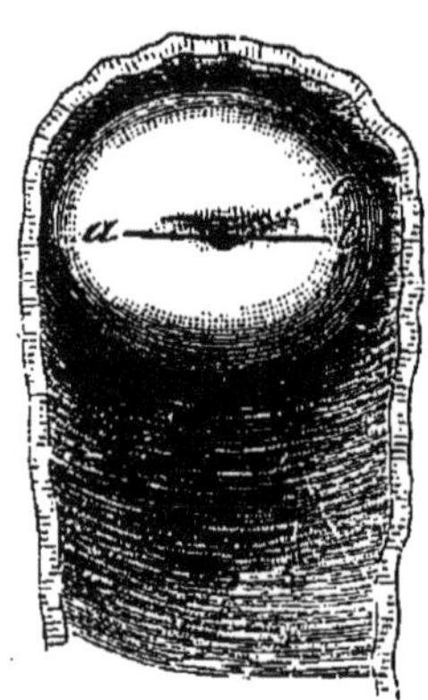

Fig. 35.— Indiquant la configuration normale de la portion vaginale d'un col. L'orifice est insuffisamment ouvert.

La portion vaginale du col présente la forme d'un ellipsoïde aplati perforé dans le sens longitudinal (figure 33).

(1) Marion Sims, *Notes cliniques sur la chirurgie utérine*. Paris, 1866.

Dans certains cas, l'ouverture est ponctuée (figure 35) et cette étroitesse de l'orifice externe coïncide souvent avec la sténose du canal et la stérilité.

L'anomalie désignée sous le nom de *conicité du col* consiste dans l'allongement en forme de cône de la portion vaginale (figure 34). Lorsque cet allongement est considérable, il constitue l'anomalie que nous décrivons plus loin sous le nom d'*élongation.*

La conicité du col coïncide le plus souvent avec la sténose.

Le mécanisme qui détermine la stérilité est identique à celui que nous avons décrit en parlant de l'élongation hypertrophique et des fausses routes vaginales. Dans ces cas, l'orifice du gland ne correspond pas à l'orifice du museau de tanche et l'éjaculation a lieu dans un des culs-de-sac du vagin où le sperme se trouve déposé sans pénétrer dans l'utérus.

On ampute une portion du col de façon à lui donner une forme aussi rapprochée que possible de la forme naturelle. Le manuel opératoire de l'amputation est décrit plus haut.

LES DÉVIATIONS UTÉRINES CONSIDÉRÉES COMME CAUSE DE STÉRILITÉ.

Antéversion.

Cette déviation a une grande importance au point de vue de la stérilité. Marion Sims avait déjà dit que près d'un tiers des femmes stériles sont atteintes d'antéversion. Nos recherches personnelles confirment cette opinion. Dans ces cas l'antéversion coïncide fréquemment avec la conicité et la sténose du col (fig. 36).

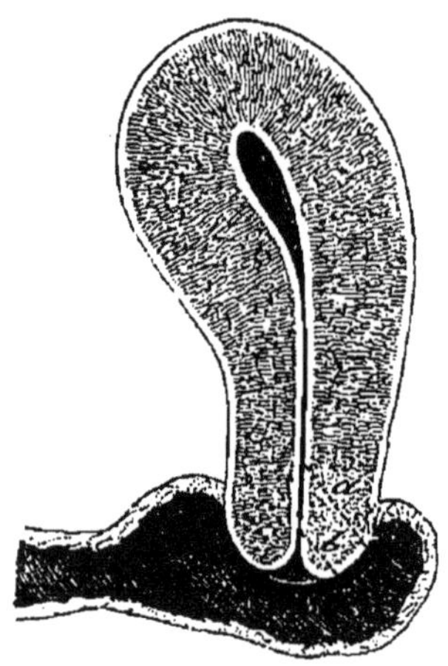

Fig. 36. — Antéversion avec sténose du col.

L'antéversion est le plus souvent congénitale, tandis que la rétroversion est presque toujours la conséquence des troubles d'involution utérine qui accompagnent la grossesse. L'antéversion a donc dans l'étiologie et dans le traitement de la stérilité plus d'importance que la rétroversion.

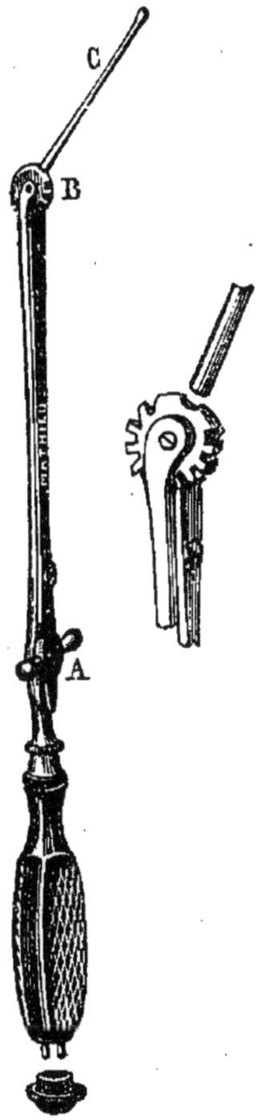

On assurera le diagnostic et on prendra pour le cathétérisme les précautions recommandées. Il faut d'abord tenter la réduction. On emploiera pour cela des redresseurs. (Redresseur utérin ; curvateur de Vulliet, fig. 37 et 38.)

Un point essentiel dans l'introduction du cathéter dans les flexions compliquées de sténose est de bien fixer le col, soit avec un ténaculum (fig. 39), soit avec une pince de Museux). L'application du ténaculum facilite beaucoup l'usage de la sonde dans les cas difficiles en fixant l'utérus et en redressant la courbure du canal.

Fig. 37.— Redresseur utérin.

Les pessaires vaginaux sont d'un très petit

secours dans l'antéversion. La guérison permanente, surtout en ce qui concerne la stérilité, ne peut être obtenue que par les opérations de Sims et de Schrœder ou par le massage.

Rétroversion.

Tandis que les déviations antérieures sont généralement congénitales, les déviations postérieures sont le plus souvent acquises. Elles n'en ont pas moins une certaine influence dans l'étiologie de la stérilité.

Nous avons dit que la rétroversion était souvent la consé-

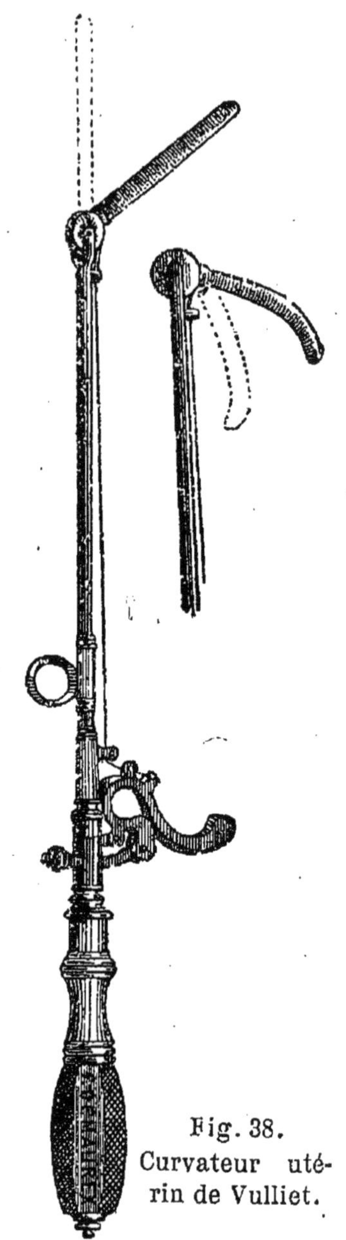

Fig. 38. Curvateur utérin de Vulliet.

quence d'un défaut d'involution du parenchyme utérin après un premier accouchement. C'est à cette variété de déviation qu'il faut attribuer cette variété d'infécondité que les auteurs anglais ont décrite sous le nom de *one child Sterility* et qu'on peut désigner sous le nom de *stérilité des unipares*.

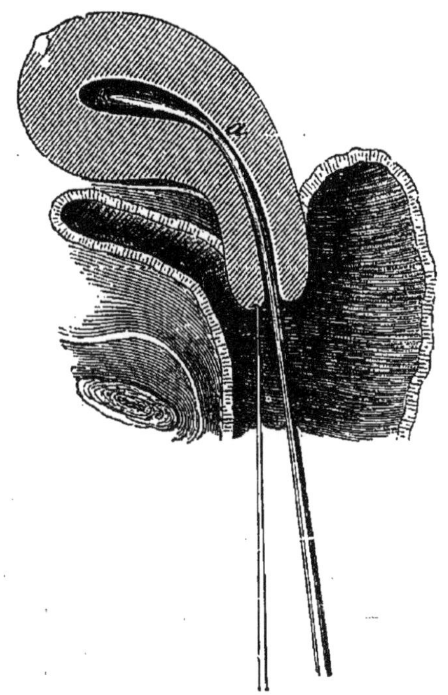

Fig. 39. — Introduction du cathéter.

Le nombre des femmes unipares est considérable. Si cette quantité de femmes peu productives s'explique en France par la pratique du malthusianisme, on ne peut fournir la même explication pour l'Angleterre, l'Allemagne et les Etats-Unis où Malthus ne compte qu'un petit nombre d'adhérents.

La stérilité des unipares ne reconnaît le plus souvent d'autre cause que la rétroversion ou l'endométrite, affections qui sont le plus souvent la conséquence d'un premier accouchement ou d'une fausse couche. Sur 19 femmes inféconde après une première conception, nous avons constaté la rétroversion dans 11 cas.

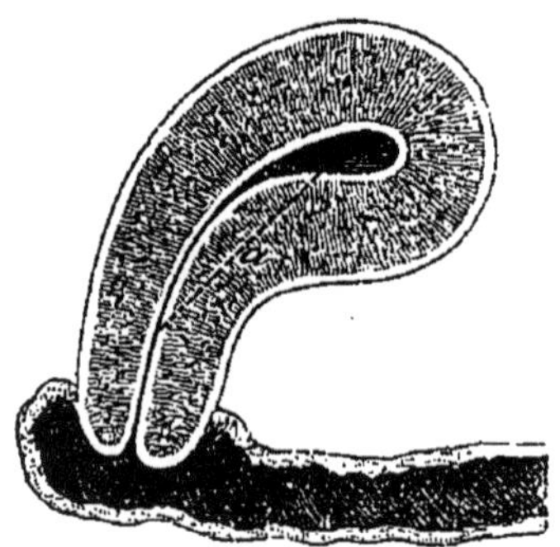

Fig. 40. — Rétroversion et sténose du col.

Les déviations postérieures entraînent la stérilité par la sténose déterminée par la flexion du canal (fig. 40).

Les rétroflexions utérines sont fréquemment accompagnées d'une tuméfaction folliculaire de la muqueuse qui résulte du catarrhe et de la flaccidité de l'organe.

Le gonflement et l'hypersécrétion de la muqueuse utérine s'opposent d'autant plus à l'introduction du sperme que les plis palmés antérieurs et postérieurs font normalement une saillie déjà considérable. Dans le catarrhe compliqué de rétroflexion, ces plis chevauchent l'un sur l'autre de manière à oblitérer complètement le canal. C'est ce qui explique les difficultés qu'on éprouve parfois à pénétrer dans l'utérus rétrofléchi chez des femmes qui ont déjà eu des enfants. Dans ces cas, le cathéter butte contre ces plis qui forment une valvule difficilement franchissable et derrière laquelle s'accumulent les sécrétions auxquelles la sténose a enlevé leur voie d'écoulement.

Nous recommandons pour le cathétérisme et le redressement utérin de grandes précautions, en insistant sur ce point qu'il faut placer la femme dans la position génu-pectorale et saisir la lèvre postérieure avec un ténaculum dont la traction sur l'utérus facilite l'introduction de la sonde en fixant l'organe et en faisant disparaître momentanément la courbure.

EMPLOI DU PESSAIRE PENDANT LE COÏT.

Le pessaire de Hodge, convenablement appliqué, agit d'une façon favorable sur l'utérus rétroversé. Malheureusement ce résultat est le plus souvent temporaire et cesse aussitôt qu'on a retiré le support fourni par l'instrument.

Lorsque le pessaire à rétroversion est appliqué en vue du traitement de la stérilité, on recommandera à la femme de le conserver pendant les rapports sexuels.

Nous avons vu récemment un exemple caractéristique qui démontre l'importance de cette prescription chez une femme de 29 ans qui était restée inféconde pendant sept ans, depuis la naissance d'un unique enfant qu'elle avait perdu. La malade s'était soumise sans résultat à un grand nombre de traitements. Je constatai une rétroversion très prononcée. Je conseillai l'emploi d'un pessaire, mais il y avait contre ces instruments une appréhension qui résultait de vives douleurs supportées pendant des essais antérieurs. J'arrivai cependant à convaincre la malade, et je parvins, avec de la patience et de nombreux tâtonnements, à confectionner un pessaire de Hodge qui fut toléré pendant quelques jours et retiré par la patiente à l'époque de la menstruation. L'ayant revue le lendemain de la cessation des règles, j'introduisis le pessaire et recommandai la pratique du coït pendant que l'instrument était en place. La malade avait eu jusqu'alors l'idée qu'il fallait enlever le pessaire pendant les rapports sexuels. Elle suivit cependant mon conseil, devint enceinte et accoucha à terme. L'ayant revue six mois après son accouchement je constatai que la rétroversion était aussi prononcée qu'auparavant.

Des faits analogues ont été rapportés par Marion Sims et un grand nombre d'observateurs. Nous en concluons que, si les pessaires ne guérissent pas les déviations postérieures, ils peuvent aider à la conception en produisant un redressement passager pendant le coït.

Le pessaire de Vulliet est un de ceux dont nous recommandons l'emploi pendant le coït (fig. 41).

Si les femmes ont une grande appréhension de l'emploi de cet auxiliaire, c'est le plus souvent parce que des praticiens inexpérimentés ont introduit dans leurs organes des instruments disproportionnés et non en rapport avec les lésions qu'ils étaient destinés à combattre. Il faut de nombreux tâtonnements pour trouver le pessaire qui convient et le gynécologue

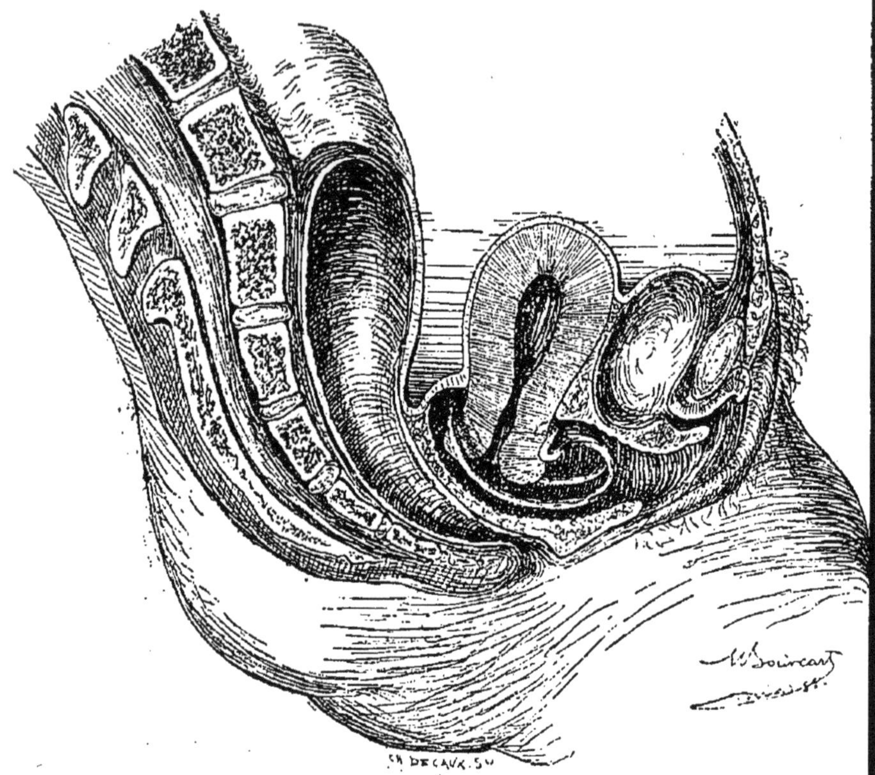

Fig. 41. — Pessaire de Vulliet en place.

qui veut employer ces instruments avec succès doit en avoir à sa disposition un assortiment considérable.

CHAPITRE VII

Stérilité résultant de la non rétention du sperme ou de la destruction de l'œuf dans l'utérus.

Beaucoup de femmes sont stériles parce que leur muqueuse utérine n'offre pas à l'œuf un milieu ou un *habitat* convenable. Il n'y a pas, dans ces cas, un obstacle absolu à l'imprégnation, mais les tissus sur lesquels doit se fixer l'œuf ne présentent pas les conditions nécessaires à sa fixation et à son entretien.

Certains états morbides de la muqueuse utérine sont impropres à la conservation de l'œuf qui vient d'y être déposé par la conception. Telles sont les diverses variétés d'*endométrite*, la *dysménorrhée*, le *catarrhe utérin*, la *syphilis*, etc. Dans ces cas, la femme n'est pas stérile, mais elle se trouve dans des conditions qui ne permettent pas de mener à bien le produit de la conception ; l'œuf, comme une graine semée dans un mauvais terrain se flétrit et tombe avant d'avoir acquis un développement suffisant pour porter le nom de fœtus. Son expulsion qui, dans ces cas, a lieu au moment même de la menstruation, passe presque toujours inaperçue.

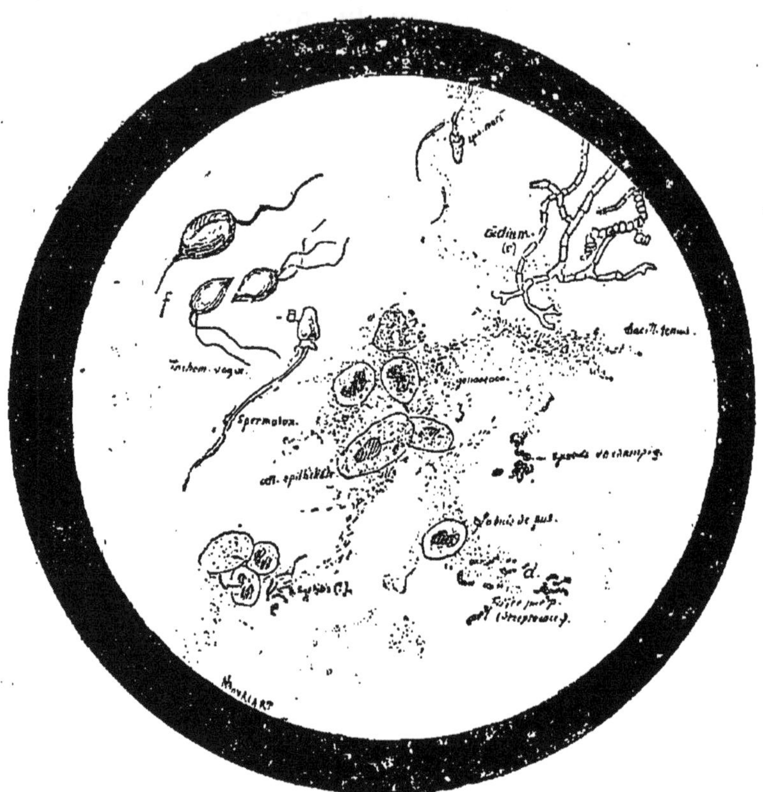

Fig. 42. — Principaux organismes susceptibles d'être rencontrés dans le vagin.

Ces mêmes causes qui ne permettent pas la conservation de l'œuf peuvent également avoir une action néfaste sur la *vitalité des spermatozoïdes* déposés dans l'utérus. Il ne s'agit plus là d'obstacles mécaniques à la conception, mais d'obstacles chimiques et pathologiques.

Le vagin peut, en outre, contenir certains organismes pathogéniques de nature à nuire à la vitalité des spermatozoïdes (fig. 42). (Oïdium, gonococci, trichomonas vaginales, globules de pus, etc.).

A propos des divers états morbides qui rentrent dans cette catégorie, nous insisterons sur les points de thérapeutique où l'intervention opératoire est indiquée.

La plupart des affections inflammatoires de l'utérus ou du vagin donnant lieu à des sécrétions morbides, il est utile de parler des empêchements d'ordre chimique qui peuvent s'opposer à l'imprégnation par la destruction des spermatozoïdes.

ACTION CHIMIQUE QUE CERTAINES SUBSTANCES EXERCENT SUR LES SPERMATOZOÏDES.

Température.

En premier lieu les mouvements des zoospermes ne se maintiennent qu'à une certaine température : ils cessent au-dessous de 10 degrés et au-dessus de 50 degrés centigrades. Ces mouvements peuvent cependant reprendre leur vivacité lorsqu'ils sont ramenés à la température qui leur est favorable.

C'est ainsi que Montegaza, après avoir fait congeler du sperme humain, a pu constater après le dégel du liquide que les spermatozoïdes reprenaient leurs mouvements. Il y a là une indication importante pour la pratique de la fécondation artificielle.

Action des substances chimiques.

Les substances chimiques ont une action très variable sur les zoospermes. Les uns font disparaître leur vitalité ; les autres la raniment.

Tous les *acides* ont une action délétère sur les spermatozoïdes. Une solution d'acide chlorhydrique ou acétique au dix-millième les tue. Il en est de même du sublimé, de l'al cool, de l'éther, du chloroforme et de tous les agents qui coagulent le liquide dans lequel ils se trouvent.

La *salive, l'eau pure* et surtout l'eau distillée sont toxiques pour les spermatozoïdes des animaux supérieurs et plus particulièrement de l'homme. Lorsqu'on ajoute de l'eau à la liqueur séminale on voit immédiatement les zoospermes se recourber et perdre leur vitalité. Ils peuvent cependant être ramenés à la vie si on ajoute une solution sucrée ou albumineuse ou, mieux encore, de l'urée ou de la glycérine, à la condition toutefois que le contact de l'eau n'ait pas été prolongé.

Les narcotiques n'ont pas d'action sur les agents de la reproduction. Les sels métalliques les détruisent instantanément. Parmi ceux-ci vient en premier lieu le sublimé corrosif, qui est délétère à la dose de un dix-millième.

La plupart des *liquides de l'organisme* (à l'exception de la salive), le lait, le mucus, sont sans action sur les spermatozoïdes à la condition qu'ils ne soient pas acides.

Voyons les agents qui sont de nature à *conserver* et même *augmenter* la vitalité des spermatozoïdes.

En premier lieu il faut citer les préparations alcalines et notamment les chlorures et les azotates alcalins à la dose de 1 pour 100. J'ai obtenu la guérison de la stérilité dans deux cas chez des femmes atteintes de catarrhe utérin en conseillant avant chaque rapprochement sexuel une injection vaginale avec une solution de carbonate de soude (dix grammes par litre). Lorsque je pratique la fécondation artificielle, je conseille, pendant les quelques jours qui précèdent l'opération, des injections alcalines. D'après Koelliker, le meilleur mélange pour activer la vitalité des spermatozoïdes est le suivant :

Azotate de potasse...........	1 gr.
Sucre........................	150 gr.
Eau..........................	850 gr.

Il importe de se maintenir dans des doses modérées pour l'emploi des alcalins. Ainsi, il est démontré que les solutions faibles (1 pour 100) sont favorables ; les solutions plus élevées (3 pour 100) ou très faibles deviennent moins favorables ou même délétères.

Ce simple exposé suffit pour montrer que le gynécologue ne peut négliger les données fournies par la chimie pour le traitement de la stérilité.

On ne saurait attacher trop d'importance à l'action des sécrétions utérines et vaginales comme causes de stérilité.

A l'état normal le mucus vaginal est *acide* et le mucus utérin est *alcalin.* Les spermatozoïdes perdent leur vitalité après dix à douze heures de séjour dans le vagin et même parfois beaucoup plus tôt, tandis qu'on peut constater la vitalité de nombreux spermatozoïdes dans du mucus rejeté par l'utérus 9 à 10 jours après le dernier coït.

Pendant les quelques jours qui précèdent ou qui suivent la menstruation l'~~alcalinité~~ et par suite la nocivité du mucus vaginal est considérablement atténuée.

Ces données sont d'autant plus intéressantes qu'elles concordent avec nos connaissances physiologiques et cliniques. Nous avons tenu à les développer ici parce qu'elles nous fourniront des renseignements d'une incontestable utilité pour la pratique de la fécondation artificielle dont nous donnerons le manuel opératoire un peu plus loin.

Le traitement préalable et non opératoire de toutes les affections du vagin et de l'utérus a une grande importance. C'est ce qui explique le succès obtenu par des cures thermales où l'intervention chirurgicale était absolument étrangère.

TRAITEMENT DES AFFECTIONS CATARRHALES DE L'UTÉRUS.

Les notions qui nous sont fournies par la chimie nous offrent d'excellentes indications pour le traitement des affections catarrhales du vagin et de l'utérus.

Avant d'entreprendre toute opération destinée au traitement de la stérilité, on doit s'efforcer de tarir les sécrétions dont la présence peut être un obstacle au succès.

Les *affections catarrhales du vagin* seront traitées par des irrigations répétées, soit avec des solutions alcalines au millième dont nous avons parlé plus haut, soit avec des solutions de sulfate de cuivre ou de sulfate de zinc au cinq-millième. Les injections seront tièdes, à une température de 25 à 35°. Nous avons renoncé depuis longtemps aux injections froides et aux injections très-chaudes dont l'emploi doit être réservé pour le traitement des hémorrhagies.

Lorsqu'on veut surtout combattre l'acidité des sécrétions vaginales et leur action nocive sur les zoospermes, on emploiera, outre les injections alcalines, une solution contenant de 15 à 25 pour cent de sucre dont l'action sur la vitalité des spermatozoïdes a été reconnue favorable. Ces injections seront conseillées *avant le coït* et elles devront toujours être pratiquées pendant les quelques jours qui précèdent la fécondation artificielle.

Lorsque la sécrétion utérine est acide, la stérilité est *absolue*. On s'efforcera de rechercher les causes du catarrhe utérin et de modifier la muqueuse.

Nous conseillons dans ces cas de dilater l'utérus et de faire des injections intra-utérines avec un liquide contenant par litre un blanc d'œuf et 50 grammes de phosphate de soude.

Nous ne pouvons aborder ici le traitement de la métrite, de l'endométrite et de toutes les affections de la muqueuse utérine qui occasionnent la stérilité.

Nous avons déjà parlé de la stérilité qui résultait de la rétention de l'œuf dans l'utérus par suite de l'état de la muqueuse qui ne lui fournissait pas un *habitat* convenable.

Il s'agit dans ces cas, soit de l'*endométrite exfoliatrice* (dysménorrhée membraneuse), soit de *l'endométrite fongueuse*.

Le traitement de ces deux affections a donné lieu à de longues discussions. Récemment encore la Société obstétricale et gynécologique de Paris discutait si l'on doit employer dans le traitement de l'endométrite les cautérisations intra-utérines ou la curette. Cette question nous paraît tranchée en faveur de la curette.

Chaque fois que la stérilité est due à un état morbide de la muqueuse utérine qui s'oppose à la rétention et au développement de l'œuf, le curage est indiqué. Il est en effet rationnel d'enlever une muqueuse malade afin qu'il en repousse une saine qui permette la greffe de l'œuf.

L'infection blennorrhagique est une cause très commune de stérilité. Le praticien devra toujours soupçonner la présence de ce désagréable *gonococcus* blennorrhagique et lui faire une chasse vigoureuse à l'aide d'injections vaginales parasiticides, parmi lesquelles la solution de sublimé au 1000[e] occupe le premier rang.

Adhèrences, exsudats. Inflammations chroniques. — Lorsque la stérilité reconnaît pour cause des états inflammatoires anciens et passés à l'état chronique, on provoquera la métamorphose régressive des exsudats péri-utérins qui en sont la conséquence. Le massage trouvera ici son application.

On sait que ces états sont fréquents et qu'ils sont la conséquence des ovarites et autres inflammations des tissus péri-utérins. On trouvera dans les traités de pathologie spéciale la description et le traitement de ces affections (1).

(1) Gaillard Thomas. Traité complet des maladies des femmes, articles *Métrite, Ovarite, Cellulite pelvienne,* 2e édition avec préface du professeur Pajot. Paris 1887, Steinheil.

CHAPITRE VIII

Stérilité par inaptitude à l'ovulation et à l'incubation.

L'inaptitude à l'ovulation peut être *absolue* ou *relative*.

Elle est *absolue* quand les ovaires font défaut ou ont subi des modifications organiques ou des altérations morbides qui privent les organes germinatifs de leur activité fonctionnelle. Cette inaptitude a pour symptôme l'*aménorrhée*.

L'*aménorrhée* est extrêmement fréquente et, quoiqu'on ait reproduit quelques rares exemples de femmes aménorrhéiques ayant conçu, nous devons la considérer comme une cause absolue de stérilité.

Ce symptôme est toujours grave lorsqu'on l'observe au delà de 16 ans et l'on devra d'abord en rechercher la cause.

L'aménorrhée est-elle due à l'absence des ovaires ?

Est-elle due à un développement rudimentaire de l'ensemble de l'appareil utéro-ovarien ?

Est-elle due à une affection des ovaires et des trompes (tumeurs, tuberculose, etc.) ?

Est-elle due à un retard dans l'apparition de la fonction menstruelle ou à une disparition prématurée de cette fonction ?

Est-elle due à un excès, ou à une perversion de la nutrition générale (obésité) ?

Est-elle due à une affection constitutionnelle dont le retentissement se porte sur la fonction ovarienne : anorexie, tuberculose, etc. ?

Tels sont les principaux points sur lesquels doit porter l'examen du gynécologue appelé à traiter un cas de stérilité avec aménorrhée. Nous allons les passer en revue en insistant sur ceux dans lesquels le traitement local ou opératoire peut présenter quelques chances de succès.

A. *L'absence des ovaires* est rare et coïncide généralement avec un manque de développement de l'ensemble de l'appareil génital.

Sa constatation, impossible chez les femmes obèses, peut ordinairement être faite chez les sujets maigres par le toucher et la palpation. Nous donnons plus loin le manuel opératoire qu'il convient d'employer pour ces explorations délicates.

Manuel opératoire pour la recherche du corps de l'utérus.

On introduit dans la vessie, qu'on a soin de laisser pleine pour le moment de l'examen, un hystéromètre flexible. On fait pénétrer ensuite dans le rectum un ou deux doigts ; on peut alors percevoir l'extrémité de la sonde dans la vessie, ainsi que la nature des tissus interposés entre les deux organes.

Si l'utérus est absent ou très atrophié, le doigt introduit dans le rectum à la hauteur voulue rencontre la sonde vésicale et constate l'absence de la masse résistante représentant le corps utérin. Pour que cette constatation soit exacte, il faut que le doigt ait pénétré très haut dans le rectum, afin de s'assurer que le contact avec la sonde n'a pas lieu au-dessous de l'utérus.

Pour compléter une exploration de ce genre, on anesthésiera la malade et l'on procédera à la recherche des ovaires et des trompes.

Cette anomalie est au-dessus des ressources de l'art chirurgical.

B. Le *développement rudimentaire des ovaires de l'appareil génital* est également très difficile à diagnostiquer pendant la vie quand on n'arrive pas à les sentir. On peut cependant en soupçonner l'existence d'après l'arrêt de développement de l'utérus (utérus infantile) et par le manque de vigueur physique du sujet.

L'arrêt de développement des ovaires ne donne pas toujours lieu à une aménorrhée absolue. On constate parfois quelques écoulements sanguinolents irréguliers accompagnés de molimen menstruel (*menstruatio parca*).

Dans ces cas, la thérapeutique ne doit pas être désarmée. On peut exciter la fonction ovarienne en s'adressant à l'utérus. Gaillard Thomas a pu provoquer la fonction ovarienne dans un cas d'atrophie des organes génitaux en introduisant fréquemment une tige de laminaire dans le col et en y maintenant un pessaire intra-utérin. Récemment nous avons réussi dans un cas de *menstruatio parca*, à régulariser la fonction ovarienne qui était presque nulle en dilatant l'utérus à l'aide du procédé de Vulliet et en y maintenant le pessaire intra-utérin quatre mois sans inconvénient pour la malade qui a vu la menstruation se régulariser et devenir assez copieuse.

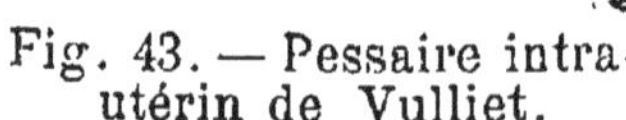

Fig. 43. — Pessaire intra-utérin de Vulliet.

On a également conseillé l'emploi de l'électricité pour réveiller la fonction ovarienne. Un pôle est introduit dans la cavité utérine, tandis que l'autre est maintenu à l'extérieur, au niveau de la région ovarienne. On fait ainsi passer un courant induit pendant 8 à 10 minutes chaque jour. Nous avons appliqué le traitement plusieurs fois et nous avons obtenu un seul succès. Etait-il dû à l'excitation résultant du courant continu ou de la tige conductrice dans l'utérus ? Il nous serait impossible de répondre ; mais ce cas n'en a pas moins été encourageant.

C. L'aménorrhée est-elle due à une *affection des ovaires* : tumeurs, cancer, tuberculose, la stérilité est incurable lorsque les deux organes sont atteints à la fois. Nous n'insistons pas sur le traitement de cette cause de stérilité qui varie selon la nature de la tumeur dont l'importance prime du reste le symptôme qui en est la conséquence.

D. *L'aménorrhée est-elle due à un simple retard dans l'apparition normale du flux cataménial ? Est-ce une disparition prématurée de la fonction ?* La réponse à ces différentes questions ne peut être faite qu'après une étude attentive de la constitution et de l'état de santé général du sujet.

On sait que la menstruation apparaît de 12 à 16 ans (1). Nous considérons l'âge de 18 ans

(1) Voyez Raciborski. Traité de la menstruation, ses rapports avec l'ovulation, la fécondation, l'hygiène de la puberté et de l'âge critique. Paris 1868.

comme le dernier délai normal chez une femme dont le développement physique est à peu près complet. Après cette époque, on doit rechercher les causes morbides ou congénitales qui sont de nature à enrayer la fonction cataméniale. Elles se rattachent pour la plupart à un développement imparfait de l'appareil génital, des états morbides, tels que la tuberculose, l'anémie, la misère physiologique, etc.

Lorsque l'aménorrhée se manifeste entre 35 et 40 ans chez une femme qui n'a jamais conçu, on doit soupçonner ou craindre qu'il ne s'agisse d'une cessation définitive de la fonction cataméniale. Les cas de ce genre sont extrêmement fréquents. C'est à partir de 30 ans que les femmes infécondes commencent à sentir vivement le désir de la maternité et à courir de spécialiste en spécialiste. La fonction menstruelle chez les femmes qui ont toujours été infécondes est le plus souvent très effacée après 35 ans. Les règles, quoique survenant périodiquement, ne durent que quelques heures et donnent lieu à un écoulement sanguin insignifiant. Dans ces cas le traitement de la stérilité donne des résultats problématiques.

Le plus souvent l'utérus est peu développé, très antéfléchi et l'ensemble de l'appareil génital est pour ainsi dire flétri avant l'âge.

En général, la cessation de la fonction menstruelle a lieu de très bonne heure chez la femme inféconde et souvent avant 40 ans.

E. *La stérilité est-elle due à un excès ou à une perversion de la nutrition générale? Influence de l'obésité.* Parmi les troubles de la nutrition qui occasionnent le plus souvent la stérilité, il faut citer l'*obésité*.

Chez toutes les races les observateurs ont considéré la femme obèse comme impropre à la conception. C'est là un fait presque général et au-dessus de toute contestation.

Sur 215 cas d'obésité observés par Kisch chez la femme, il y avait 49 cas d'aménorrhée et 116 cas de *menstruatio parca*.

Les femmes obèses sont très souvent aménorrhéiques ou ont un écoulement menstruel insignifiant.

Ce sont là des cas de stérilité intéressants parce qu'ils sont le plus souvent le résultat d'un état morbide acquis, la *polysarcie*, et qui est curable.

En effet, les femmes aménorrhéiques par polysarcie ont presque toutes eu pendant leur adolescence des règles abondantes. Leurs organes génitaux sont généralement bien conformés. Beaucoup d'entre elles ont même le sens génésique très développé. En un mot, si elles avaient été mariées de bonne heure, elles auraient probablement conçu.

L'obésité s'observe rarement chez la jeune fille. Elle ne se manifeste qu'après la vingtième année et même bien plus tard chez les sujets qui ont cette tendance, qui est presque toujours héréditaire.

Un grand nombre de femmes obèses qui nous ont consulté au point de vue de la stérilité avaient été mariées tard (de 26 à 30 ans), alors qu'elles avaient déjà acquis un certain degré d'embonpoint. Elles avaient été bien réglées étant jeunes filles, et c'est lorsque la surcharge graisseuse était survenue qu'elles avaient vu leurs règles diminuer. Nous aurons l'occasion de revenir sur cette question dans le chapitre suivant.

Influence du malthusianisme.

Dans quelques ménages et notamment en France, où le *malthusianisme* est pratiqué dans beaucoup de familles aisées, les jeunes mariés prennent des mesures pour éviter la conception pendant les premières années de leur mariage dans le but de pouvoir acquérir une certaine fortune que l'arrivée des enfants pourrait entraver.

Ce calcul est absolument désastreux et entraîne souvent la stérilité. La femme qui, par calcul, a refusé la conception, se laisse peu à peu envahir par l'embonpoint et se trouve stérile à l'époque où elle voudrait concevoir. J'ai vu de nombreux exemples de ce genre.

Nous avons dit que la stérilité par obésité était curable. On peut, en effet, obtenir des résultats satisfaisants chez les femmes énergiques qui veulent bien se soumettre au traitement toujours long et fatigant de la polysarcie.

La thérapeutique de la polysarcie chez la femme stérile doit surtout consister dans le massage de la paroi abdominale associé au massage utérin.

F. *La stérilité est-elle due à une affection constitutionnelle ?* — On ne peut répondre à cette question que par des généralités.

En effet, s'il est probable que les diathèses scrofuleuse, tuberculeuse, cancéreuse, etc., constituent un sérieux obstacle à la conception, nous voyons des femmes concevoir alors qu'elles étaient dans une période avancée de la phthisie ou de la cachexie carcinomateuse. Même le cancer localisé à l'utérus n'empêche pas la conception, ainsi que le démontrent de nombreux exemples.

La scrofulose et la chlorose ont une action défavorable sur l'ovulation. Si nous examinons avec soin les femmes stériles, nous constatons souvent par des cicatrices l'existence d'adénopathies anciennes. Il est donc permis de supposer que ces troubles de l'appareil glandulaire se sont généralisés et ont pu avoir dès l'enfance une influence fâcheuse sur les glandes qui sont le siège de la faculté germinatrice.

Nous pensons qu'il en est de la scrofulose comme de la chlorose, comme de tous les états morbides constitutionnels qui n'apportent un obstacle absolu à la conception que par la suppression de la fonction ovarienne dont l'aménorrhée est la conséquence. On ne peut affirmer qu'une femme scrofuleuse ou chlorotique est stérile que lorsqu'elle est aménorrhéique.

Nous avons du reste développé dans un chapitre spécial (chap. X) les causes de stérilité se rattachant aux diathèses, à la constitution, aux habitudes, etc.

CHAPITRE IX.

La stérilité de cause générale : constitutionnelle ou diathésique.

Nous avons dit que les causes de la stérilité, ou tout au moins les causes que nous pouvons apprécier et combattre, sont le plus souvent locales, c'est-à-dire rattachées à des lésions ou vices de conformation des organes génitaux.

Il existe cependant un assez grand nombre de femmes stériles chez lesquelles il nous est impossible de découvrir aucune affection locale. Ces femmes sont jeunes, bien réglées, l'utérus est dans une situation normale, le coït a lieu sans déterminer aucun trouble ; et cependant, après deux ou trois années de mariage, il ne survient aucune conception.

L'examen le plus détaillé, pratiqué selon les règles que nous avons exposées dans les chapitres précédents, ne révèle aucun vice de conformation et de situation des organes, aucune affection locale.

Il faut donc rechercher, chez ces femmes, les causes qui ont échappé à l'examen local et qui semblent dépendre soit d'un état général défectueux, soit de diathèses constitutionnelles (syphilis, scrofule etc.), soit de troubles trophiques (obésité, etc.), soit de perturbations résultant d'une intoxication chronique (alcoolisme, morphinomanie, etc.), soit enfin d'habitudes morbides ou vicieuses (onanisme, prostitution, etc.) Ce simple exposé de causes générales produisant la stérilité est suffisant pour permettre un classement.

Article I.

Stérilité par les diathèses et les affections constitutionnelles.

La *syphilis* doit figurer au premier rang parmi les diathèses qui occasionnent la stérilité.

Il nous est difficile de préciser quelle est l'action du virus spécifique sur les organes générateurs de la femme ; il est probable que cette action s'exerce sur l'ovule même comme elle semble s'exercer sur les spermatozoïdes. Ce qui est certain, c'est que la femme syphilitique est souvent stérile, alors même qu'il n'existe aucune manifestation apparente de la diathèse et que le début de la maladie remonte à plusieurs années.

Il n'est pas nécessaire de retracer ici le tableau des accidents syphilitiques des organes génitaux de la femme. Ce n'est pas du reste pendant l'évolution des accidents primitifs et secondaires qu'il importe de combattre la stérilité. Celle-ci est alors un bienfait, puisque la femme ne peut enfanter, pendant ces périodes morbides, que des enfants malades et dégénérés.

Mais, lorsqu'une femme a eu la syphilis et qu'elle est stérile plusieurs années après la disparition des dernières manifestations de cette maladie, on est autorisé à attribuer à la diathèse l'infécondité de cette femme.

Gaillard Thomas a beaucoup insisté sur cette cause. Chez une femme qui présentait de l'engorgement et de la sensibilité des ovaires, il a pu retrouver des traces de syphilis et a institué un traitement spécifique qui a non seulement fait disparaître l'induration ovarienne, mais a fait cesser l'infécondité. Plusieurs exemples de ce genre ont été cités.

Mais la syphilis est plus encore une cause de destruction de l'œuf déjà fécondé. A ce titre elle doit prendre place dans le chapitre VII dans lequel nous avons étudié les causes qui ne permettent pas à l'œuf de vivre et de séjourner dans l'utérus.

La syphilis doit certainement figurer au premier rang parmi ces causes et tous les praticiens savent combien sont fréquentes les fausses couches chez les femmes syphilitiques. Ces fausses couches ont généralement lieu dans les premières semaines qui suivent la conception et passent souvent inaperçues.

C'est encore à la syphilis qu'il faut attribuer la stérilité des femmes publiques qui a toujours fait l'étonnement des hygiénistes qui se sont occupés de la prostitution. Ces auteurs ne se sont pas toujours rendu compte de l'importance de ce facteur. La prostituée n'est pas inféconde, mais elle est stérile parce que l'œuf est souvent expulsé peu de temps après sa formation. On comprend que ces fausses couches ne sont pas toujours signalées par les femmes qui ignorent le plus souvent leur grossesse et croient simplement avoir un retard dans leur menstruation et une petite hémorrhagie dans laquelle l'œuf fécondé se trouve entraîné.

Quoi qu'il en soit, il faut signaler la syphilis dans les causes de la stérilité,

II. La *scrofule* qui a presque toujours pour conséquence une grande misère physiologique ou un développement imparfait de l'organisme doit figurer dans cette énumération.

L'*infantilisme*, qui est presque toujours une conséquence de la scrofule, est une cause de stérilité. Tous les praticiens ont observé des femmes mariées depuis longtemps et qui présentaient un développement insuffisant de la poitrine et de l'utérus (utérus pubescent). Ces femmes sont le plus souvent frigides et stériles.

Martineau a appelé l'attention sur la *glabréité* qu'il considère comme un signe apparent de l'infantilisme et de la mauvaise conformation des organes génitaux.

Chez une femme de trente ans observée à Lourcine par Martineau, la vulve était très petite et le mont de Vénus ne présentait que quelques poils disséminés. Cette femme n'avait ni matrice, ni ovaire, et, chose bizare, elle avait un clitoris très développé et se livrait à la masturbation. Caro et Rossi, en Italie, ont rapporté des cas semblables.

Nous ne faisons que signaler ces particularités étiologiques qui se rattachent à l'infantilisme et à la scrofule sans en indiquer la thérapeutique qui ne présente rien de spécial.

III. Les *troubles trophiques : l'obésité* et *l'extrême maigreur* sont de nature à entraîner la stérilité.

Nous avons déjà parlé de l'*obésité* (page 169) qui joue un rôle considérable dans l'étiologie de la stérilité féminine. C'est l'obstacle contre lequel je me suis heurté le plus souvent dans la pratique.

J'ai vu un certain nombre de femmes parfaitement constituées au point de vue de la conformation physique, qui restaient stériles parce qu'elles s'étaient graduellement laissé envahir par le tissu adipeux qui a surtout une tendance à s'accumuler dans les fosses iliaques.

Je ne saurais expliquer le mécanisme qui détermine la stérilité chez les femmes obèses. La diathèse agit sans doute sur l'état général en altérant la nutrition et le fluide sanguin et sur les organes génitaux qui se trouvent noyés et atrophiés par le tissu adipeux.

L'expérience a du reste démontré dans tout le règne animal que la polysarcie adipeuse nuit à la fécondité. C'est un fait connu de tous les éleveurs que la suralimentation et l'embonpoint qui en est la conséquence nuisent à la reproduction et cela dans toutes les espèces : chez la génisse, comme chez la dinde.

Pour revenir à l'espèce humaine, il est un fait certain, c'est que l'embonpoint nuit à la fécondité. Non seulement la femme obèse est souvent inféconde, mais elle arrive assez rapidement à ne plus présenter aucun des attributs physiologiques de son sexe ; la menstruation disparaît ou devient précaire ; les désirs vénériens cessent et l'appareil génital ne présente plus aucune activité.

Sur 215 femmes obèses observées par Kisch, il y en avait 48 de stériles, ce qui donne une proportion d'environ 24 pour 100.

En ce qui concerne le *traitement*, je dois faire quelques remarques qui nous sont personnelles.

Sur 33 femmes obèses et stériles que j'ai traitées pendant cinq ans (de 1885 à 1890), j'ai noté la suppression absolue de la menstruation dans 5 cas ; l'insuffisance (menstruatio parca) dans 15 cas ; la menstruation normale dans 13 cas.

Les 20 femmes non réglées ou insuffisamment réglées *avaient toujours été grasses* ou tout ou moins étaient devenues polysarciques entre 15 et 20 ans à l'époque de la puberté. Elles étaient nées de parents obèses et présentaient par conséquent une tendance *naturelle* à la polysarcie.

Les 13 autres femmes qui complètent les 33 et qui étaient toujours réglées étaient devenues polysarciques entre 25 et 35 ans à la suite de régime ou d'habitudes favorisant le développement du tissu adipeux.

Sur les 13 femmes de cette dernière série, j'ai pu obtenir la conception dans 7 cas, tandis que je n'ai obtenu qu'un seul succès sur les 20 malades de la première série.

J'en conclus que la stérilité résultant d'une obésité précoce et constitutionnelle est réfractaire à la thérapeutique, tandis que celle résultant de l'obésité acquise est au contraire curable.

Ce n'est pas ici le lieu d'exposer la thérapeutique générale de l'obésité. Je dirai cependant que, lorsque le traitement est institué en vue de combattre l'infécondité, il faut surtout insister sur le massage abdominal et utérin qui, tout en réduisant le tissu adipeux qui s'accumule de préférence dans cette région, agit en même temps en stimulant la fonction utérine et ovarienne.

Les règles du massage gynécologique ont été fort bien exposées par le professeur Vulliet; on consultera avec fruit l'importante monographie qu'il a consacrée à cette question (1).

Article II.

Stérilité résultant d'intoxications chroniques, morphinomanie, alcoolisme, etc.

Certaines intoxications chroniques peuvent être comparées aux diathèses constitutionnelles, en ce sens que, sans provoquer des troubles fonctionnels graves, elles placent néan-

(1) Le massage en gynécologie, in-8°, Paris, 1890. Publications du *Journal de médecine*, 35, Bd Haussmann.

moins l'organisme dans des conditions spéciales.

Au point de vue de la stérilité, nous ne nous occuperons que de la morphinomanie et de l'alcoolisme qui constituent les deux intoxications les plus fréquentes.

La *morphinomanie* est aujourd'hui si répandue chez la femme qu'on peut la considérer comme un élément jouant un rôle important dans la pathologie utérine.

On connaît l'importance que joue l'opium et ses dérivés dans le traitement des affections gynécologiques. Il n'est pas d'affection ou de complications inflammatoires du petit bassin qui ne soit combattue par ces précieux agents thérapeutiques. Il n'est donc pas surprenant de voir l'habitude des injections hypodermiques se généraliser chez la femme, et tous les auteurs (Ball, Pichon, Lewinstein) considèrent les désordres utérins, comme la porte d'entrée, le prétexte souvent justifié de la morphinomanie.

J'ai observé un nombre considérable de morphinomanes pendant ces dix dernières années et j'ai été frappé par un phénomène qui s'est montré dans tous les cas avec une rare persistance. Je veux parler de la suppression des règles que j'ai observée dans 22 cas (sur 25 femmes âgées de moins de 45 ans), aussitôt que la dose de morphine atteignait une certaine élévation.

Ces faits, qui ont été exposés dans différents mémoires (1), m'avaient déjà permis dès 1887 d'ériger en loi la proposition suivante :

La morphine employée régulièrement par la méthode hypodermique, a une action élective sur l'appareil utéro-ovarien. Elle supprime la menstruation, produit la frigidité et éteint, pour ainsi dire, la vie utérine.

Depuis que j'ai formulé cette loi en 1887, de nombreux faits sont venus la confirmer.

Non seulement toutes les morphinomanes que j'ai observées étaient aménorrhéiques, mais *elles étaient stériles.*

Parmi les faits les plus remarquables qu'il m'a été donné d'observer, je n'en rapporterai que deux qui sont caractéristiques.

Mme D .., anglaise âgée de 25 ans, morphi-

(1) *Des troubles fonctionnels de l'utérus dans la morphinomanie.* Soc. de méd. de Paris, 8 avril 1887, in *Union médicale. De l'action élective de la morphine sur l'appareil utérin,* in Revue générale de clinique et de thérapeutique, 2 mai 1889.

nomane depuis cinq ans, a vu sa menstruation supprimée, un an après le début d'une intoxication chronique, alors qu'elle prenait 60 centigrammes par jour. Sur le vif désir qu'elle avait de se guérir, je la plaçai entre les mains d'un jeune médecin de Londres, marié, qui la prit comme pensionnaire et obtint sa guérison après cinq mois de surveillance et de traitement. La menstruation reparut.

La malade fut rendue à sa famille et devint enceinte. Elle accoucha à terme d'un enfant vivant et bien portant.

Redevenue morphinomane, trois mois après son accouchement, à la suite d'une métrite aiguë, Mme D... a vu la menstruation cesser. Tous les efforts depuis, pour la guérir ont échoué, et elle prend aujourd'hui 50 centigrammes de morphine par jour (fév. 1890).

Obs. IV. — Cette observation est aussi concluante que la précédente, la guérison de la morphinomanie ayant amené le retour des règles.

Mme E..., âgée de 39 ans, mère de deux enfants, devenue morphinomane par le mauvais exemple de son mari, morphinomane lui-même, employait, au moment où elle fut soumise à mon observation (juillet 1885), environ 75 centigrammes de morphine par jour. Elle n'était pas réglée.

Tous les traitements furent inutilement essayés. La malade fut surveillée avec soin, puis envoyée dans une petite localité du Midi, où le pharmacien se prêta à nos efforts et ne délivra que la quantité de morphine prescrite.

La malade parvint néanmoins à tromper la surveillance des médecins. Comme elle était devenue très excitée, elle fut ramenée à Paris et internée dans une maison de santé, en février 1886, où je provoquai une consultation de MM. Legrand du Saulle et Motet.

La guérison de la morphinomanie eut lieu très rapidement par la diminution forcée et progressive des doses. La menstruation reparut aussitôt, c'est-à-dire en mars 1886, deux mois après son entrée dans la maison de santé.

Cette malade, rendue à sa famille et guérie de la morphinomanie, n'en est pas moins restée très excitée. A chaque époque menstruelle, elle éprouve des troubles graves et les symptômes de nymphomanie les plus inquiétants. C'est au point que sa famille en était récemment réduite à regretter l'époque où la morphinomanie avait détruit chez elle le sens génésique en faisant disparaître la menstruation.

Ces faits démontrent donc jusqu'à l'évidence que l'usage habituel de la morphine entraîne nécessairement l'infécondité. L'extrême fréquence de cette intoxication excusera les développements que nous avons donnés à cet article. Il était important, en effet, de signaler aux praticiens ces faits que nous croyons encore peu connus.

Ce n'est pas ici le lieu d'exposer le traitement de la morphinomanie.

Notre expérience personnelle nous a démontré que le traitement *par persuasion* offre peu de chances de succès. C'est surtout par la claustration dans une maison de santé qu'on obtiendra, par la diminution graduelle et forcée des doses, la guérison de cette affection.

L'*alcoolisme* est considéré par tous les auteurs comme entraînant fréquemment la stérilité. Mathews Duncan, qui a beaucoup étudié cette question, estime qu'en Angleterre, où l'alcoolisme est du reste très répandu, ce facteur a une importance considérable.

Mon expérience personnelle ne concorde pas avec celle de Duncan.

Non seulement l'Angleterre compte proportionnellement moins de femmes stériles que les nations du continent ; mais les ménages ouvriers où l'alcoolisme fait plus de victimes que partout ailleurs, sont plus féconds que les ménages aisés.

Il n'existe pas non plus, à notre connaissance, de lésion spéciale de l'appareil utéro-ovarien résultant de l'alcoolisme.

Quoi qu'il en soit, le médecin consulté par une femme stérile doit s'enquérir de tous ces états morbides et les combattre avant d'appliquer un traitement chirurgical.

Article III.

Stérilité résultant d'habitudes vicieuses : onanisme, prostitution, excès vénériens, etc.

L'onanisme chez la femme a été, de tout temps, considéré comme cause de stérilité. Quoique les faits cités à l'appui de cette observation n'aient pas la même précision que ceux que nous avons rapportés dans l'article précédent à propos de la morphinomanie, nous devons cependant reconnaître qu'ils permettent d'arriver à des conclusions de quelque valeur.

Chaque fois que j'ai été consulté par une femme stérile j'ai toujours recherché ce facteur, soit par un examen attentif des organes génitaux, soit en questionnant les malades.

Martineau a décrit très longuement, dans ses *Leçons sur le saphisme et la masturbation*, les déformations vulvaires qui seraient la conséquence de ces habitudes. Voici comment s'exprime cet auteur :

« Lorsque la déformation clitoridienne résulte de la malformation ou du saphisme, vous basez votre diagnostic sur l'allongement, l'aspect ridé, flasque, bruni du prépuce clitoridien ; sur le gland qui se découvre facilement et qui, en outre, est gros, violacé, aplati, flétri, saillant, et même proéminent sur les freins clitoridiens. En même temps les petites lèvres sont longues, flasques, flétries, ridées, hypertrophiées... Ces caractères appartiennent surtout à la masturbation manuelle remontant à l'enfance.

Dans le cas de malformation physiologique, quelque long, quelque hypertrophié que soit un clitoris, s'il n'y a ni masturbation, ni saphisme, le prépuce est lisse, uni, blanc et non flétri et brunâtre. Enfin, et c'est là un caractère pathognomonique, sous ce volumineux prépuce, on trouve un gland petit, rose, non déformé et dont la petitesse contraste avec la grosseur du reste de l'organe. »

D'après Martineau, cette description permet de reconnaître « *facilement* » (sic) la femme adonnée au saphisme ou à la masturbation.

Depuis 1883, époque où ces leçons furent publiées, nous avons cherché, soit dans notre pratique hospitalière à Saint-Lazare, soit dans notre pratique de la ville, la confirmation de ces signes physiques et nous devons reconnaître que les faits observés ne concordent nullement avec ceux de Martineau.

Sans doute les habitudes d'onanisme et de saphisme impriment aux organes génitaux des caractères qui; dans leur ensemble, permettent de *soupçonner* ces habitudes chez les femmes qui les présentent. Mais, il ne peut y avoir là qu'une suspicion qui, en matière aussi délicate, ne peut présenter aucune valeur positive.

L'observation attentive des faits nous permet même d'être plus affirmatif et de dire que les signes décrits avec complaisance par Martineau et Tardieu ne sont pas spéciaux à la masturbation, mais sont *le plus souvent* la conséquence d'états morbides ou physiologiques.

La vulvite inflammatoire si fréquente chez les jeunes mariées, le prurit vulvaire, l'inflammation blennorrhagique et surtout la grossesse déterminent sur les organes génitaux externes de la femme un état congestif qui, par sa persistance, donne lieu aux mêmes caractères que ceux qui résultent de l'onanisme et du saphisme.

Le médecin ne peut donc s'appuyer exclusivement sur ces signes pour affirmer qu'une femme est tribade ou adonnée à la masturbation.

C'est plus encore par un *examen moral* des malades, par des questions délicatement posées, par une enquête sur les habitudes, qu'il arrivera à découvrir des faits qu'il a intérêt à connaître lorsqu'il recherche chez une femme les causes de la stérilité.

Quoi qu'il en soit, nous admettons que les

excès de coït et l'excitation trop fréquente et anormale des organes génitaux sont de nature à rendre la femme inféconde.

Kussmaul a insisté sur ce fait que les jeunes filles adonnées à l'onanisme présentaient souvent un développement imparfait de l'utérus. Campbell, Aran et Cohnstein ont fait la même observation appuyée sur des faits.

Mais c'est surtout en considérant la situation des *prostituées*, dont l'infécondité est notoire, qu'on est arrivé à admettre que les abus vénériens s'opposent à la conception.

La stérilité des femmes s'adonnant à la prostitution a été de tout temps signalée par les statisticiens. Parent Duchatelet a démontré que sur 1,000 prostituées parisiennes on n'observait chaque année qu'un seul accouchement. Il est bon cependant de faire remarquer que les femmes qui font la base des statistiques de Parent Duchatelet et de tous les auteurs qui ont traité la question, sont toutes embrigadées à la préfecture ; c'est-à-dire des prostituées dont les organes génitaux sont flétris et *tannés* pour ainsi dire par un long usage.

Il résulte de nos recherches que toutes les femmes qui se livrent à la prostitution ont eu, dans les débuts de leur existence génitale, un ou plusieurs enfants et qu'elles font souvent des fausses couches spontanées ou provoquées. Ce n'est que lorsqu'elles ont payé un assez fort tribu aux lois qui régissent la reproduction qu'elles deviennent définitivement stériles.

Il est bon d'ajouter que toutes les prostituées connaissent mieux que personne les procédés mécaniques de nature à empêcher la conception et qu'elles ont toutes pratiqué dans les débuts de leur carrière la *stérilité volontaire.*

Nous pouvons terminer cette digression en disant que, si les abus sexuels et la masturbation figurent parmi les causes de la stérilité constitutionnelle, il suffit de signaler ces causes pour que le praticien emploie les moyens moraux dont il peut disposer pour les combattre.

Nous rappellerons le fait suivant qui ne manque pas d'intérêt et vient à l'appui des assertions contenues dans cet article. J'ai été consulté il y a deux ans par une femme de 39 ans qui, après avoir acquis une certaine fortune en pratiquant la prostitution la plus effrénée, s'est mariée à un homme plus jeune qu'elle. Elle n'avait fait qu'une seule fausse couche à l'âge de 21 ans, au début de sa carrière orageuse.

Elle n'avait jamais conçu depuis, quoiqu'elle n'ait pris aucune précaution préventive. Cette femme qui désirait vivement conserver l'affection de son jeune mari et reprendre un rôle dans la Société, voulait avoir un enfant. Je l'examinai et ne trouvant aucune lésion physique si ce n'est un peu d'embonpoint, je l'envoyai simplement faire une saison à Salins. A ma grande surprise elle devint enceinte environ 18 mois après son mariage, étant alors âgée de près de 41 ans. Voilà un fait qui semblerait démontrer que, si l'excitation génésique constante des organes génitaux peut produire la stérilité, le retour à la vie normale peut la faire cesser.

CHAPITRE X

La fécondation artificielle.

Lorsque les traitements que nous avons exposés dans les chapitres précédents ont échoué, il reste à la femme stérile une dernière chance : la fécondation artificielle.

Cette opération avait déjà été tentée dans le siècle dernier par Swammerdans et Rœsel ; mais ces expérimentateurs, qui bornèrent du reste leurs tentatives à des espèces inférieures, n'eurent pas de succès.

Ce fut un naturaliste, l'abbé Spallanzani, qui fit, en 1767, les mémorables expériences sur la fécondation artificielle qui illustrèrent son nom (1). Cet expérimentateur réussit à féconder artificiellement plusieurs mammifères, notamment une chienne. Les préjugés de cette époque l'empêchèrent de tenter la fécondation sur l'espèce humaine, quoiqu'il ait ex-

(1) Spallanzani, *Expériences pour servir à l'histoire de la génération des animaux et des plantes*. Genève, 1785.

primé plusieurs fois la conviction de la possibilité du fait.

Le premier succès obtenu dans l'espèce humaine est dû à Hunter ; en 1799, l'illustre chirurgien étant consulté par un hypospade qui désirait devenir père, il lui conseilla d'injecter le sperme éjaculé dans le vagin de sa femme. Le conseil fut suivi et donna un succès complet (1). Mais on peut dire que dans le cas de Hunter il ne s'agit pas d'une véritable fécondation artificielle, mais simplement d'une injection de sperme dans le vagin.

Les premières observations de fécondation artificielle réellement authentiques sont celles de Girault (2). Elles furent obtenues par injection de sperme dans le col. L'opérateur se servait d'une sonde uréthrale contenant le liquide et par l'autre bout de laquelle il le poussait par insufflation. En 1869, Girault a publié toutes ses observations, au nombre de douze. Elles avaient exigé 27 injections, et la première avait été pratiquée en 1838. Sur deux femmes seu-

(1) Hunter. *Philosophical Transactions*. London, 1799.

(2) Girault, *Etude sur la génération artificielle dans l'espèce humaine*.

lement elles ne furent pas suivies de succès et ne causèrent jamais d'accidents.

Une opération de fécondation artificielle suivie de succès a été pratiquée par Sims, en 1866. La même année, M. Gigon a publié une observation datant de 1846, dans laquelle une injection de sperme faite dans la cavité utérine le lendemain de la fin des règles fut suivie de succès. M. Gigon a publié dans sa thèse (1) deux autres observations de MM. Lesueur (2) et Delaporte.

Mais la fécondation artificielle n'en était pas moins restée bannie de la pratique et condamnée comme attentatoire à la pudeur, lorsque parut le livre de Courty, dans lequel l'auteur indiquait sommairement, il est vrai, un procédé opératoire (3). Le professeur Pajot lui-même, qui avait condamné la fécondation artificielle en 1867 (4), n'a pas craint plus tard de l'appuyer de son autorité. Il la considère au-

(1) Fabien Gigon, *Essai sur la fécondation artificielle de la femme*, thèse de doctorat. Paris, 1871.

(2) Lesueur, *La Réforme médicale*. Paris, 1867.

(3) Courty, *Traité pratique des maladies de l'utérus, des ovaires et des trompes*.

(4) Pajot, *Archives générales de médecine*, tome IX, p. 217.

jourd'hui comme applicable à certains cas après que tous les autres moyens rationnels de traitement ont échoué, et propose pour cette opération un instrument spécial, le *fécondateur*.

Leblond a donné un exposé des procédés opératoires relatifs à la fécondation artificielle (1) ; tous les auteurs classiques admettent en somme aujourd'hui cette opération.

Indications et contre-indications. — Nous nous rangeons évidemment de l'avis du professeur Pajot, qui veut que la fécondation artificielle ne soit appliquée que lorsque toutes les autres méthodes rationnelles de traitement auront échoué. C'est là un point fondamental. Mais on peut se demander cependant s'il ne convient pas d'essayer la fécondation artificielle, opération toujours inoffensive, avant de recourir aux procédés chirurgicaux tels que l'amputation du col qui, s'ils ne font pas courir aux malades de graves dangers, n'en constituent pas moins un traumatisme. Telle femme qui recule devant l'incision ou l'amputation du col utérin accepterait volontiers la fécondation

(1) Leblond, *Traité élémentaire de chirurgie gynécologique*. Paris, 1878.

artificielle ; telle autre, par un sentiment exagéré des convenances, préfère courir les chances d'une opération que de subir une simple injection intra-utérine. Nous pensons qu'il appartiendra souvent au médecin de trancher la question. Ce que nous venons de dire sur l'amputation du col ne s'applique qu'aux cas où cette opération est pratiquée pour remédier simplement à la stérilité et non à celle où elle est pratiquée pour d'autres affections utérines.

Il va sans dire que la fécondation artificielle ne doit pas être pratiquée *après la ménopause*, ni chez la femme atteinte d'une *aménorrhée précoce* et n'étant pas accompagnée de la poussée inflammatoire indiquant l'existence du molimen menstruel. Elle est également contre-indiquée dans les cas de rétrécissement du bassin, dans les cas d'atrophie de l'utérus et lorsque la stérilité reconnaît pour cause un vice de conformation irrémédiable des organes génitaux.

Il est une autre contre-indication : c'est l'existence de la pelvi-péritonite chronique. L'opération aurait peu de chances de succès, car dans ces cas la stérilité est le plus souvent due à une oblitération des trompes résultant d'adhérences. La métrite, l'endométrite et toutes les affections inflammatoires de l'utérus et des annexes contre-indiquent également l'opération, qui ne devra être proposée que lorsqu'un traitement approprié aura modifié ces divers états morbides.

Avant de pratiquer la fécondation artificielle on s'assurera de la qualité du sperme. Les corpuscules étant les agents essentiels de la fécondation, on examinera le sperme au microscope et on s'assurera de l'existence des spermatozoïdes avant de l'injecter dans l'utérus.

Il est encore quelques contre-indications d'un ordre moral dont le médecin est le seul juge et sur lesquelles il est à peine nécessaire d'insister. C'est ainsi que la fécondation artificielle nous paraît contre-indiquée lorsqu'il existe une diathèse tuberculeuse, cancéreuse ou scrofuleuse, non seulement chez la femme, mais aussi chez le fécondant. On conçoit aisément les raisons d'ordre moral qui doivent éviter de provoquer la fécondation chez les individus qui ne pourraient que procréer des êtres imparfaits et auxquels la nature, souvent prévoyante, a refusé la conception.

En somme, pour pratiquer la fécondation artificielle avec succès, il faut :

1° Que toutes les autres méthodes rationnelles de traitement aient échoué.

2° Que la menstruation existe ou que des symptômes manifestes indiquent l'existence du molimen menstruel.

3° Qu'il n'existe aucun vice de conformation irrémédiable du bassin ou des organes génitaux s'opposant, soit à la conception, soit à l'accouchement.

4° Qu'il n'existe chez les conjoints aucune diathèse cancéreuse ou tuberculeuse.

5° Que la présence des spermatozoïdes ait été constatée.

Epoque à laquelle on doit pratiquer l'opération. — A quelle époque convient-il d'injecter le sperme dans la cavité utérine ? Les uns prétendent que la femme n'est fécondable que pendant les huit jours qui précèdent ou qui suivent les règles ; les autres que la fécondation ne peut avoir lieu que pendant les quinze jours qui suivent les règles ; d'autres enfin prétendent que la femme n'est fécondable que dans les deux ou trois jours qui précèdent la menstruation, s'appuyant sur ce fait que le processus congestif qui détache l'ovule de l'ovaire est le moment propice pour féconder cet ovule, qui marche pour ainsi dire à la rencontre de l'élément fécondateur mâle. On a même dit, non sans apparence de raison, que la femme est plus apte à être fécondée pendant la menstruation, parce qu'alors on a des chances de rencontrer l'ovule dans l'utérus.

L'analyse des observations de fécondation artificielle publiées par les auteurs ne permet pas encore de trancher cette question importante. Ainsi, nous voyons que Girault a fécondé plusieurs femmes pendant la semaine qui a suivi la menstruation et que, dans un autre cas, le succès a été obtenu alors que l'opération était pratiquée le vingt-troisième jour qui suivait les règles (1).

Les recherches physiologiques modernes tendant à prouver que la fécondation se fait plus souvent avant l'apparition des règles qu'après la disparition de l'écoulement menstruel

(1) Girault, *Etude sur la génération artificielle dans l'espèce humaine*, Paris.

n'ont pas encore fourni de résultats positifs. Nous pensons néanmoins qu'il faut pratiquer la fécondation artificielle pendant les trois ou quatre jours qui précèdent l'apparition des règles. Cette pratique est d'autant plus rationnelle que, si la conception n'a pas lieu et que l'écoulement menstruel se produise, on est alors autorisé à renouveler la tentative de fécondation dans la semaine qui suit la cessation des règles.

PROCÉDÉS OPÉRATOIRES

Nous allons passer en revue les principaux procédés opératoires préconisés par les auteurs pour la pratique de la fécondation artificielle. Nous ne ferons connaître que les méthodes qui sont compatibles avec la dignité du médecin et la pudeur légitime de la femme.

Procédé de Marion Sims. — Il consiste à faire une injection de sperme dans la cavité utérine au moyen d'une seringue à injection en verre, analogue à la seringue de Pravaz et terminée par un tube de verre parfaitement arrondi à la lampe, afin de ne pas blesser la muqueuse (1). Ce tube, qui offre une courbure analogue à celle de l'hystéromètre de Huguier, est muni d'un fil placé à trois centimètres de son extrémité utérine ; ce fil, que l'on peut percevoir facilement par le toucher, permet à l'opérateur de ne pas pousser l'introduction du tube au delà de ce point.

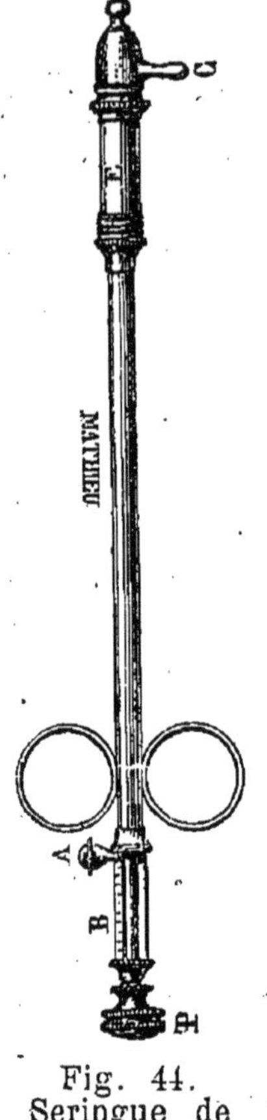

Fig. 44. Seringue de Roubaud.

La seringue est alors plongée dans de l'eau chaude à 36 ou 37 degrés centigrades et maintenue à cette température jusqu'au moment de l'opération. La sonde de verre est alors introduite dans le vagin et laissée dans cet organe environ une minute, de façon à la mettre en équilibre de température avec ce conduit. Cette précaution une fois prise, on aspire le sperme préalablement déposé dans le vagin par le coït, puis l'extrémité du tube guidée au moyen de l'indicateur gau-

(1) Voy. Marion Sims, *Notes cliniques sur la chirurgie utérine*. Paris, 1866.

che, placé au contact du col, est introduite dans cet organe. On fait pénétrer le tube jusqu'à ce que le fil dont il est recouvert arrive au niveau de l'orifice externe du museau de tanche, puis on pousse le piston très doucement de façon à injecter une goutte au plus de la liqueur spermatique. La graduation de la tige du piston permet de calculer exactement la quantité de sperme qui doit être injectée. On maintient le tube en place pendant dix à quinze secondes. La femme doit conserver le décubitus dorsal pendant deux ou trois heures.

Sims attachait la plus grande importance à la quantité de sperme injectée dans l'utérus. Cette quantité ne devait pas dépasser une goutte ; nous pensons que ce point n'a pas une aussi grande importance. Sans doute, il ne faut pas injecter une trop grande quantité de liqueur spermatique dans l'utérus afin de ne pas provoquer des contractions de l'organe ; mais on peut sans inconvénients introduire deux ou trois gouttes. La seringue de Roubaud (figure 44) est, dans ce cas, fort utile.

Procédé de Courty. — Il ne diffère guère

du précédent que par le moyen dont on doit se procurer le sperme. Voici comment Courty décrit son procédé. « On revêtira le membre viril d'un condom en ayant soin de ne pas en appliquer complètement le cœcum sur le gland. Le coït étant terminé, le produit de l'éjaculation restera dans ce cœcum ; par un coup de ciseaux donné à la baudruche, on l'en fera sortir et on le recueillera dans une petite seringue de verre préalablement chauffée (en la tenant plongée depuis quelques minutes dans de l'eau à 40°) et munie d'une sonde utérine métallique ou élastique, à l'aide de laquelle il sera facile de le faire pénétrer dans la cavité utérine avec les plus grands ménagements. On prescrira à la femme le repos complet pendant une journée. » (1) On peut em-

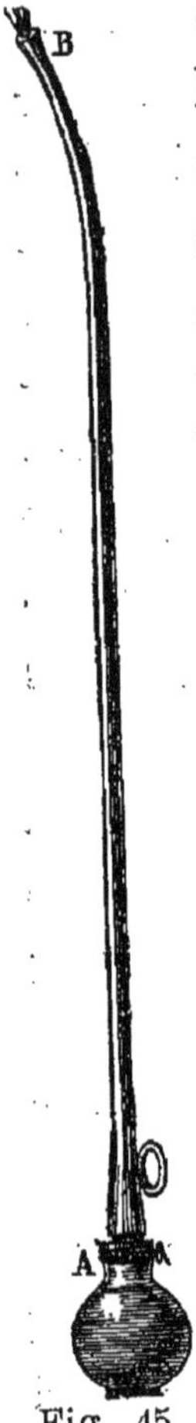

Fig. 45. Sonde intra-utérine de Courty.

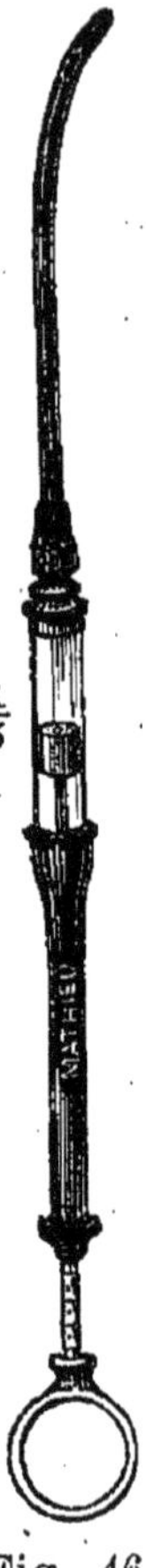

Fig. 46. Seringue de Braun (de Vienne).

(1) Courty, *Traité pratique des maladies de l'utérus, des ovaires et des trompes*, 3e édition. Paris, 1880.

ployer pour le procédé de Courty soit la seringue de Braun (fig. 46), soit la seringue intra-utérine ordinaire.

Procédé de Pajot. — L'injection du sperme est pratiquée au moyen d'un instrument spécial, qu'on désigne sous le nom de *fécondateur* et qui est formé de deux valves métalliques qui glissent l'une sur l'autre de façon à former un tube dans lequel glisse un piston.

Rendez-vous ayant été pris avec le mari, en général pour le matin, on recommande à celui-ci de pratiquer le coït quelques minutes avant l'heure convenue. Le médecin, après avoir fait placer la femme sur son lit, introduit dans le vagin le petit instrument dont nous venons de parler, fait glisser l'une des valves afin de transformer l'appareil en une véritable cuvette au moyen de laquelle on recueille le sperme déposé dans le vagin. L'instrument une fois en équilibre de température avec le conduit vaginal, on ferme l'appareil en faisant glisser de nouveau la valve au moyen du pouce appliqué sur le manche. (fig. 47).

On introduit alors l'indicateur de la main

gauche dans le vagin jusqu'au contact du museau de tanche et l'on fait pénétrer le tube à 2 ou 3 centimètres dans l'intérieur du col. A ce moment le pouce de la main qui tient le manche du fécondateur presse sur le manche et fait mouvoir le piston. Le sperme une fois projeté dans la cavité utérine, on laisse le tube en place une ou deux minutes, puis on enlève l'appareil.

La femme reste ensuite au lit pendant plusieurs heures.

Combien de fois doit-on tenter la fécondation artificielle ? — Nous avons déjà dit qu'il était préférable de pratiquer l'injection spermatique intra-utérine pendant les trois ou quatre jours qui précèdent les règles ; si l'apparition de la menstruation indique un insuccès, on recommencera l'opération pendant la semaine qui suit. On pourra ainsi renouveler les tentatives pendant cinq ou six époques menstruelles ; mais si l'on n'a pas obtenu de résultat au bout de ce temps, il nous paraît inutile de faire de nouveaux essais.

Quiconque a l'habitude du cathétérisme utérin peut pratiquer cette opération dont le manuel opératoire consiste à introduire du sperme dans un utérus convenablement dilaté en se rapprochant le plus possible des conditions physiologiques. Cependant comme le plus petit détail omis peut faire manquer le succès d'une opération à laquelle les intéressés n'aiment pas à se prêter plusieurs fois, nous allons faire connaître le procédé que nous avons adopté après une longue pratique de cette opération.

Notre procédé. — Traitement préparatoire. — Nous avons dit que cette opération ne doit être appliquée que lorsque l'état des organes génitaux aura été reconnu de nature à permettre la conception. La malade devra subir les traitements nécessaires avant qu'il puisse être question de la fécondation artificielle.

Le point le plus important est relatif à l'*état du canal cervical*. On devra s'assurer de la perméabilité de ce canal, pendant les quelques semaines qui précèdent l'opération et s'exercer pour ainsi dire à la pratique du cathétérisme utérin chez la femme que l'on doit opérer de façon à être absolument familiarisé avec la direction et le calibre du canal. Il importe, en effet, que pas une minute ne soit perdue au moment de l'opération, et les tâtonnements inévitables lors d'un premier cathétérisme d'un canal dont on ignore la direction seraient de nature à en compromettre le résultat.

Injections préalables. — Ce que nous avons dit à propos de l'action chimique de certaines substances sur les spermatozoïdes trouve son application à propos de la fécondation artificielle. On évitera l'acidité des sécrétions vaginales. L'aspiration avec la seringue du liquide spermatique déposé dans le vagin est de nature à entraîner également des mucosités acides dont l'effet est la destruction immédiate des agents reproducteurs. On conçoit l'importance du traitement préalable qui consiste à alcaliniser le vagin.

La femme pratiquera des injections alcalines. On emploiera de préférence une solution d'azotate de potasse au millième pour une injection qui sera faite matin et soir pendant plusieurs jours avant l'opération.

Voici maintenant comment nous procédons :

Rendez-vous est pris avec les intéressés, le

soir de préférence, rendez-vous qui coïncide avec l'heure à laquelle le coït devra être pratiqué.

Nous n'avons aucune indication spéciale à fournir sur la façon dont ce coït devra être pratiqué. Le mari devra y être préparé par une abstinence prolongée non seulement pour fournir du sperme de bonne qualité, mais encore pour ne pas s'exposer à rester à court. Il nous est arrivé plusieurs fois de ne pouvoir pratiquer l'opération par suite de l'impuissance du mari qui n'a pu pratiquer le coït à l'heure indiquée.

Aussitôt le coït terminé, le médecin est introduit. Au lieu de recueillir à l'aveuglette le sperme déposé dans le vagin selon les méthodes de Sims et de Pajot et de pratiquer le cathétérisme par tâtonnements, nous préférons le procédé plus simple que nous désignons volontiers sous le nom de *procédé des maladroits*. Si l'opération ainsi pratiquée est moins brillante, elle nous paraît plus sûre et de nature à être exécutée par tous les praticiens, même par ceux qu'une longue expérience n'a pas encore exercés à la pratique du cathétérisme utérin sans spéculums. Il s'agit, dans l'espèce, d'opérer rapidement, sans tâtonnements, car un retard d'une minute peut compromettre le succès de l'opération.

La femme est donc immédiatement placée sur le lit dans la position dorsale ordinaire de l'examen gynécologique. L'opérateur a soin de placer à l'avance dans un bassin contenant de l'eau à 40° un spéculum de Ferguson, une seringue intra-utérine ordinaire, ou tout simplement une sonde intra-utérine munie d'une poire en caoutchouc.

Nous préférons le spéculum de Ferguson, parce que son introduction, en frottant les parois recueille tout le sperme déposé dans le vagin et l'accumule à l'entrée du col. On recueille alors quelques gouttes de sperme qu'on introduit dans l'utérus. Cette introduction doit être faite aussi haut que possible dans la cavité utérine, sans blesser la muqueuse, la plus petite hémorrhagie étant de nature à compromettre le succès de l'opération.

B

1/3

A

MATHIEU

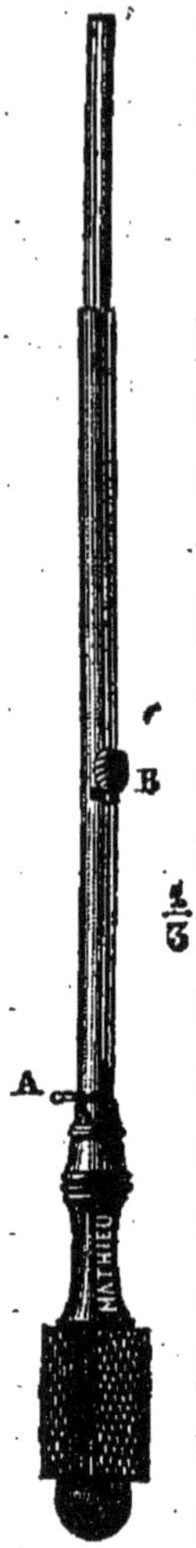

Fig. 47. Seringue de Pajot.

Un tampon d'ouate est alors appliqué sur le col et l'opération est terminée.

La femme doit garder le repos pendant plusieurs heures après l'opération. Le tampon sera retiré au bout de dix heures.

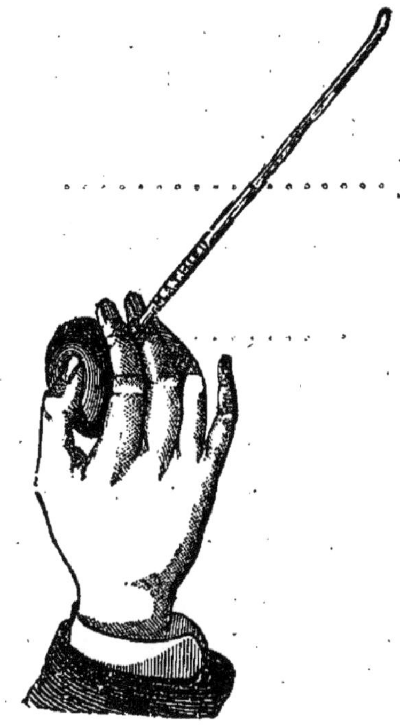

Fig. 48. — Fécondation artificielle.

Résultats de l'opération. Statistique. — J'ai pratiqué la fécondation artificielle dans 29 cas. Les succès obtenus ont été rares, mais ils sont cependant de nature à démontrer que cette opération, lorsqu'elle est appliquée sur des sujets placés dans des conditions convenables peut donner quelques résultats.

Sur 29 cas se rapportant à des femmes âgées de 27 à 39 ans j'ai obtenu :

Insuccès complet.........	23 cas.
Succès relatif (conception donnant lieu à des avortements de 15 jours à 3 mois)................	3 cas.
Succès complet (conception suivie d'accouchement à terme)................	3 cas.
	29 cas.

Je ne fais pas entrer dans cette statistique un cas où j'ai pratiqué avec succès la fécondation sur une femme dont le mari était hypospade. Cette opération est absolument indiquée chaque fois que l'hypospadias prononcé du pénis apporte un obstacle à l'éjaculation du sperme dans le vagin.

TABLE DES MATIÈRES

CHAPITRE III

Considérations générales sur le traitement et l'étiologie de la stérilité.

CHAPITRE IV

La physiologie du coït. — Les postures. — Le coït fécondant.

CHAPITRE V

Stérilité par inaptitude a la copulation.

2° *Tumeurs de la vulve et du vagin s'opposant à la copulation.*

3° *Persistance et rigidité de l'hymen.*

4° *Vaginisme.*

CHAPITRE VI

STÉRILITÉ PAR OBSTACLE MÉCANIQUE A LA PÉNÉTRATION DU SPERME DANS L'UTÉRUS.

CHAPITRE VII

STÉRILITÉ RÉSULTANT DE LA NON-RÉTENTION DU SPERME OU DE LA DESTRUCTION DE L'ŒUF DANS L'UTÉRUS.

CHAPITRE VIII

STÉRILITÉ PAR INAPTITUDE A L'OVULATION ET A L'INCUBATION.

CHAPITRE IX

LA STÉRILITÉ DE CAUSE GÉNÉRALE CONSTITUTIONNELLE OU DIATHÉSIQUE.

CHAPITRE X

LA FÉCONDATION ARTIFICIELLE.

TABLE DES FIGURES

Clermont (Oise). — Imprimerie Daix frères, place Saint-André, 3.

www.ingramcontent.com/pod-product-compliance
Ingram Content Group UK Ltd.
Pitfield, Milton Keynes, MK11 3LW, UK
UKHW020136220726
13923UKWH00001B/197

9 782019 290122